AF452045

MANUEL

TRAITANT

DE LA GUÉRISON DES MALADIES

AVEC

LES PLANTES, L'EAU ET LA VAPEUR.

PARIS

IMPRIMERIE DE E. BRIÈRE

Rue Saint-Honoré, 257.

MANUEL

TRAITANT DE

LA GUÉRISON DES MALADIES

AVEC

LES PLANTES, L'EAU ET LA VAPEUR

(Système du célèbre Américain Docteur COFFIN)

PAR P. LACROIX

Lauréat de la Société des Sciences industrielles, Arts et Belles-Lettres de Paris

AUTEUR

DE LA SANTE

MOYENS HYGIÉNIQUES POUR LA CONSERVER

SUIVI D'UN EXPOSÉ COMPLET DES

Dangers de l'Humidité et de l'Importance de la Chaleur
pour la Santé générale.

PARIS

1, RUE AUBER.

—

1875.

PRÉFACE.

En publiant ce petit Traité, je ne recherche ni bénéfice d'aucune sorte, ni aucune espèce de notoriété, une partie étant extraite du *Guide botanique de la santé*, du célèbre docteur Coffin, ouvrage dont j'ai pu apprécier, durant de longues années, l'incontestable efficacité. Je suis intimement convaincu qu'en répandant dans le public sa méthode et ses avis, je rendrai un immense service à ceux qui, l'ayant lu, en feront une application consciencieuse.

C'est sur mon expérience personnelle et sur de nombreuses guérisons que je m'appuie pour conseiller à tous l'emploi de cette méthode, heureux de les faire profiter du benéfice que j'en ai retiré ainsi que beaucoup de mes amis.

1

PRÉLIMINAIRES

« Parmi les différentes branches des connaissances qui ont le plus occupé l'attention des hommes, il n'y en a pas de plus imposante (la religion seule exceptée) que celle du traitement ou de la guérison des maladies auxquelles le genre humain est exposé. » Ces paroles du docteur Robinson sont d'une grande vérité ; aussi, dès la plus haute antiquité, cette branche de connaissance a occupé les sages de tous les pays, et ceux qui y ont réussi les premiers ont été l'objet d'un véritable culte.

Il est à remarquer que la science de la médecine a subi plus de changements, a donné lieu à plus de théories opposées que tout autre sujet dont se soient occupés les hommes.

Combien de systèmes mis en avant et soutenus par de grands génies n'ont eu qu'une vogue éphémère et ont été renversés par d'autres bientôt remplacés à leur tour. Telle a été, jusqu'aujourd'hui, l'histoire de la science médicale.

Mais chacun de ces systèmes, à côté de nombreuses erreurs, a également ses lueurs, qui, séparées de leur entourage, peuvent se réunir et former un système nouveau. Ce dernier, étant fondé sur la vérité simple, claire et logique, n'aura pas à craindre le sort de ses devanciers. La vie animale peut employer ces vérités incontestables pour quiconque a pu observer le traitement des malades, principes sur lesquels ce sytème est fondé.

La mort, lorsque usé par la vieillesse, le corps s'éteint doucement, n'est pas une fin redoutable; mais lorsqu'elle vient frapper dans la force de l'âge un père, un époux, la mort alors est bien terrible. Mais c'est surtout quand elle frappe les enfants qu'elle est en opposition avec le vœu de la nature. Combien ne lui est-il pas contraire que le germe de la vie périsse dans l'enfance, et que la jeunesse soit enlevée à son aurore? Combien de personnes sont mortes qui auraient pu fournir encore une longue carrière, enlevées par des saignées immodérées ou empoisonnées par des médicaments funestes, par les préparations minérales? De simples plantes les auraient sauvées et souvent, sans s'en douter, elles avaient foulé aux pieds le matin le remède qui les aurait sauvées le soir. Le docteur Benjamin Waterhouse, professeur de médecine à l'Université de Cambridge, dit dans une de ses lettres : « Je suis tellement dégoûté du charlatanisme des savants, que je m'intéresse à l'empirisme honnête et consciencieux, car il a plus fait pour l'art dans tous les pays et dans tous les siècles que toutes les Universités établies depuis Charlemagne. Où Hippocrate a-t-il fait ses études? L'air, la terre, l'eau, l'homme et sa famille, les végétaux, les maladies, la mort et toutes les vicissitudes auxquelles l'humanité est exposée, tels sont les livres qu'il a étudiés; tout ce qui nous entoure, tout ce qui nous nourrit, voilà quels furent les objets de son attention; enfin, il a lu avec une intelligente persévérance le grand livre de la nature au lieu des mesquins ouvrages de l'homme. Cet extrait a plus d'autorité que tous les diplômes possibles; c'est par les principes qu'il contient que la médecine doit être jugée.»

Maintenant que nous croyons en avoir dit assez pour démontrer la vérité de ces principes, passons à notre premier chapitre, la considération du principe de la vie et du mouvement.

DE LA VIE ET DU MOUVEMENT.

Sans bien comprendre les lois de la vie et du mouvement, il est impossible de se rendre compte de la nature des maladies et par conséquent du traitement à leur opposer.

La respiration est une preuve de l'existence de la vie; on dit que le principe de la vie est surnaturel; le sur est de trop, c'est naturel qu'il faut dire, parfaitement et entièrement naturel.

Le feu et l'air sont, à proprement parler, les fluides qui animent le corps. Le résultat de leur action est le principe élémentaire de la vie qui entretient le mouvement de la machine animale. Car là où la chaleur n'existe pas, la vie est éteinte.

En simplifiant les divisions et les subdivisions élémentaires des chimistes, nous trouverons que les quatre grands principes, c'est-à-dire l'*air*, la *terre*, le *feu* et l'*eau*, comprennent tous les éléments simples dont ils sont respectivement composés. La juste proportion, en quantités déterminées, de ces quatre éléments entretient la vie dans le corps animal; le défaut de la proportion voulue de ces mêmes éléments entraîne la maladie et la mort.

Pour avoir une idée de la nature de la respiration, que l'on mette au feu un vase rempli d'eau froide et qu'on y mette la main quelque temps après ; on verra que la partie la plus chaude est à la surface et que la partie la plus froide reste au fond et, par conséquent, plus près du feu que la première. La raison en est qu'aussitôt que l'eau se chauffe elle se raréfie, devient plus légère et s'élève. A mesure qu'elle se chauffe davantage elle devient plus agitée, de grosses bulles se montrent et la masse entre en ébullition. L'eau, ainsi chauffée, disparaît du vase en se transformant en vapeur, en sueur, en transpiration, jusqu'à ce que tout le liquide soit évaporé. Ce qui montre que la chaleur raréfie la matière.

Le pouvoir qu'a la chaleur de raréfier et de rendre plus légers l'air et l'eau, et de produire un mouvement respiratoire, ressemble en quelque sorte à la respiration, à la transpiration et aux autres mouvements fonctionnels du corps.

« Nous avons vu, dit le docteur Coffin, ressusciter un enfant nouveau-né en mettant le placenta ou arrière-faix sur des cendres chaudes ; le placenta, bien entendu, étant en communication avec le corps de l'enfant au moyen du cordon ombilical. Quand l'arrière-faix eut acquis assez de calorique pour remplir le cordon de chaleur et d'humidité, on rapprocha ce dernier du ventre de l'enfant, et quand, par ce moyen, une quantité suffisante de chaleur fut introduite dans le corps, les poumons se dilatèrent et l'enfant fut rendu à la vie. »

Cet exemple peut servir, en quelque sorte, à démontrer et à confirmer les idées que nous avons émises sur la vie et le mouvement.

Le degré nécessaire de chaleur du corps est maintenu par un approvisionnement de matières destinées par la nature à cet objet. Ces matières sont les aliments qui nourrissent la flamme de la vie et les médicaments qui débarrassent le corps des obstructions et remédient à la décadence des organes.

Il n'y a qu'une cause unique de maladie ; elle ne varie que par la diversité accidentelle des symptômes, de même elle ne peut être guérie que par un principe général, quel que soit le nombre d'agents qu'on emploie, et ainsi que l'emploi d'un nombre limité de matières alimentaires est plus propre à entretenir la santé qu'une variété épicurienne de ces substances, de même les maladies sont plus faciles à guérir par un nombre de médicaments limités, mais bien adaptés à la nature humaine.

Le médicament qui agit le plus promptement et le plus sûrement en dégageant nos organes, en provoquant la transpiration cutanée et en rendant la force salutaire aux organes de la digestion, tout en excitant et en maintenant une quantité convenable de chaleur et d'action dans le système, ce médicament, disons-nous, est le plus propre à combattre la maladie dans toutes ses formes.

Voici, sous une forme sommaire, la composition élémentaire du corps humain, soit sain, soit malade. La respiration est une condition sur laquelle on peut agir, et non une faculté d'agir. La chaleur, en raréfiant l'eau, excite la transpiration et contribue à la production de la vapeur ou haleine qui, une fois formée dans les poumons, est expulsée.

En échauffant de l'eau dans l'estomac, nous diminuons le poids de l'air et nous faisons distendre les poumons; le poids de l'air extérieur qui est froid, dense et pesant, expulse celui des poumons qui est plus léger. Ces contractions et dilatations successives produisent l'acte de la respiration, qui est indispensable à la vie.

En chauffant de l'eau dans l'estomac et de l'air dans les poumons, nous mettons en mouvement une sorte de machine à vapeur. La machine humaine ressemble, en effet, tellement à la machine à vapeur que les principes fondamentaux sont les mêmes. Par l'inspiration, nous introduisons dans le corps un air épais et frais ; dans l'expiration, l'air, devenu raréfié, léger et chargé de vapeur, est rejeté par le tuyau de la machine. C'est de cette manière que toute la mécanique de l'économie animale est tenue en mouvement. A la source principale du sang se trouve le cœur, qui agit sur ce fluide comme une pompe et le transmet dans nos chairs après qu'il a passé dans les poumons et les artères. Le sang est ainsi poussé jusqu'aux limites des corps, il longe les os et ne revient au cœur qu'après avoir déposé sur son chemin les particules nutritives emportées dans les artères. On voit alors de quelle manière la chaleur et l'action vitale,

qui ont leur point de départ au cœur, se pro-
pagent jusqu'aux dernières extrémités de notre
système.

Tant que le feu entretiendra le degré de
chaleur nécessaire dans le corps, c'est-à-dire
tant que le feu sera bien alimenté sous la
chaudière, tout le jeu de la pompe continuera.

Nos repas réguliers sont les matières de
chauffage de la machine. Nos boissons sont
l'eau de la chandière, tandis que l'eau con-
densée passe par le canal qui lui est appro-
prié. On voit donc combien il est important
de ne se servir que d'eau comme boisson, puis-
que c'est d'elle que provient la vapeur.

En faisant l'application de ces principes, on
peut compter qu'une machine régulièrement
construite continuera ses opérations jusqu'à
ce qu'elle soit usée par le temps, à moins
qu'elle ne soit usée par le manque de tact et
l'inhabileté des ingénieurs.

On a beaucoup parlé du phénomène de
l'inspiration de l'air extérieur ; il est impossible,
tant qu'il y a une quantité convenable de chaleur dans les poumons, d'empêcher l'air d'entrer. Mais lorsque le cœur dépérit ou que la
quantité de chaleur diminue, les poumons

commencent à travailler comme les roues d'un
bateau à vapeur qui marche contre le courant
d'un fleuve, et la pompe cesse de pouvoir faire
circuler le sang dans ses canaux accoutumés.
Le pouls devient languissant, les extrémités se
refroidissent, le sang cesse de parvenir jusqu'aux membres; la chaleur nécessaire manque au cœur, source d'où part le sang, la respiration cesse et le malade expire. On attribue
vulgairement la mort à un défaut d'haleine,
mais c'est une erreur; la véritable cause de la
mort est un défaut de la capacité pour la respiration et non pas l'asthme, la phthisie, etc.

NOTIONS ANATOMIQUES.

Dans cet examen rapide, nous éviterons,
autant que possible, les termes scientifiques,
afin de le rendre le plus clair possible; nous
appuierons surtout sur ce qu'on appelle les
solides du corps, c'est-à-dire les os, les muscles, les glandes, les artères, les nerfs, les
veines et les pores de la peau.

Les os, par leur forme, leur solidité et leurs
extrémités articulaires, par la nature de la
substance dont ils sont composés, et par leur

parfait ajustement entre eux donnent de la force à la machine et servent admirablement à la station et aux mouvements du corps.

Les muscles s'insèrent sur les os; ils revêtent et enveloppent ces derniers, ils les lient entre eux et tiennent ensemble les différentes parties du corps. Doués d'élasticité, non-seulement ils permettent mais ils facilitent tous les mouvements du corps.

Les glandes secrètent et excrètent la salive, la bile et l'urine, qu'on regarde comme des liquides excrémentiels. Mais d'autres glandes, en opérant leurs fonctions ordinaires, fournissent des fluides pour humecter et pour lubrifier les organes avec lesquels elles sont en rapport.

Dans la circulation du sang, les artères transportent un flot de vitalité dans leur intérieur, et ces vaisseaux, dont les ramifications distribuent le fluide vivificateur, se répandent jusqu'aux extrémités du corps.

Les nerfs sont les organes des sensations; ils sont les moyens de communication entre le cerveau et les objets extérieurs. C'est dans le cerveau qu'ils naissent; leurs extrémités tactiles le mettent en contact avec les agents qui nous entourent et nous procurent les sensations de vue, d'audition, de toucher, de saveur et d'odeur.

Les pores de la peau offrent une voie grande et étendue pour le rejet des matières qui sont superflues à l'économie. Ils sont parfaitement propres à débarrasser le corps des humeurs nuisibles qui passent avec la transpiration sur toute la surface du corps. Dans l'état de santé, les particules humides qui échappent par ces pores entretiennent la peau dans un état de moiteur et de souplesse. Cinq huitièmes au moins de notre nourriture s'échappent par les pores.

Des faits que nous venons d'exposer on conclura qu'il est important, pour mettre en jeu le pouvoir élastique des muscles et pour faire circuler les fluides, de se livrer à un exercice régulier.

Il est évident que le moyen rationnel de débarrasser le corps des impuretés pernicieuses est de les faire passer par les pores de la peau et non pas de se servir des remèdes débilitants drastiques, purgatifs, etc.

Autre vérité non moins évidente : le sang contient un principe de vitalité essentiel au corps. Donc tout ce qui tend à en diminuer la quantité, à en altérer la qualité ou à en ralentir la marche, engendre des maladies.

On voit donc que le sang est le principe vital du corps humain; c'est en lui que réside l'énergie et l'impulsion; si par conséquent il est en quantité et en qualité convenables, la puissance de la vie sera grande; tandis que si on diminue sa quantité, qu'on détériore sa qualité, on en trouble la circulation, on porte atteinte à la santé et on approche de la mort.

Pour prévenir les maladies, il faut entretenir le bon état de l'estomac; à cet effet, ne faire usage que d'aliments sains, riches en matières nutritives et d'une digestion facile. S'il en est autrement, la marche des organes se fera mal et on n'obtiendra que peu de sang et de mauvaise qualité.

Pour guérir les maladies, il faut commencer par nettoyer l'estomac. A cet effet, faire usage d'émétique et d'agents capables de stimuler l'action digestive; il faut donner à cet organe une abondance d'aliments nutritifs et de facile digestion; alors les fonctions organiques s'effectueront avec harmonie. Il y aura une détermination régulière vers les pores de la peau, et tout ce que l'économie veut expulser sera chassé à travers ces ouvertures. Depuis le canal intestinal jusqu'à la surface du corps, les transmissions et les transmutations des matières animales se feront avec précision, la machine entière sera débarrassée des impuretés et des obstructions, et les lois de la nature ne trouveront plus d'obstacles à leurs opérations regulières.

En cherchant ces résultats importants, il y a deux extrêmes qu'il faut également éviter; le premier est une hardiesse inconsidérée qui approche de la violence, le second un traitement lent, timide, opposé au premier par son inefficacité. Il faut se servir avec diligence et persévérance des médicaments sûrs que nous avons à notre disposition; de cette manière on réussit souvent à guérir lorsque tout espoir de guérison semble perdu.

CONSIDÉRATIONS

SUR LES SUBSTANCES PHARMACEUTIQUES ORDONNÉES PAR LES MÉDECINS.

Une grande partie des médicaments en usage sont composés des poisons les plus violents; en admettant (ce qui n'est pas toujours le cas) que le malade en éprouve un soulagement momentané, l'absorption des substances vénéneuses finit toujours par occasionner de nouvelles maladies par la perturbation qu'elles jettent dans l'organisme.

Le mercure, par exemple, produit une salivation violente, des douleurs semblables à celles du rhumatisme et des tumeurs scrofuleuses. « Le mercure, dit le docteur Hooper, dans la septième édition de son *Dictionnaire de médecine*, affecte souvent la bouche, et l'inflammation qu'il provoque est fréquemment suivie de gangrène.

L'arsenic, très-employé comme médicament, est une substance qui agit sur l'économie comme un poison mortel, même quand il est donné en quantités tellement minimes qu'il est imperceptible au goût.

L'acide prussique ou hydrocianique est si fatal qu'une seule goutte, mise sur la langue du chien le plus vigoureux, le fait expirer après un ou deux mouvements de respiration convulsifs.

L'acide oxalique n'est pas moins dangereux ; l'antimoine qui se donne souvent aux enfants sous forme de vin stibié produit des effets semblables à ceux de l'arsenic. L'opium, qui est un puissant poison narcotique, est administré sous plusieurs formes dans beaucoup de maladies; l'acide nitrique, le sous-acétate de plomb, l'acide sulfurique, l'iode, etc., etc., sont ordonnés tous les jours, et ce dernier surtout est très en vogue. Ce sont tous des poisons les plus dangereux.

DES MÉDICAMENTS

PRESCRITS PAR CE TRAITÉ.

Tous les agents dont nous préconisons l'usage sont des plantes botaniques ou sont tirées de ces dernières. Aucun d'entre eux, même à des doses violentes, ne peut causer aucun trouble dans l'organisme, et chacun est aussi, et presque toujours, plus utile et plus énergique que les poisons des pharmacies. Ces médicaments on les trouve dans nos champs, et tout le monde peut se les procurer et les employer sans danger.

DES AGENTS CURATIFS

DÉSIGNÉS PAR LA NATURE.

STIMULANTS PURS

QUI SONT PROPRES A EXCITER L'ACTION ORGANIQUE DES DIVERS SYSTÈMES DE L'ÉCONOMIE ANIMALE.

Poivre de Cayenne.

Nulle autre médecine ne peut lui être comparée pour augmenter et pour conserver la chaleur vitale du corps. Elle provoque une abondante transpiration, donne une chaleur piquante à la bouche et à la gorge. Elle agit puissamment sur les glandes salivaires et relève le ton des organes digestifs. Comme stimulant pur, c'est le meilleur agent que la nature nous fournisse. Dans le coma (*fièvre pernicieuse*) et le délire qu'accompagnent les fièvres des tropiques, son application sous forme de cataplasme est très-utile et très-prompt. Une infusion faible appliquée aux ulcères scrofuleux et languissants de l'œil, dans l'ophthalmie chronique, et à la gorge, dans certaines pharyngites malignes, produit des effets excellents. Il peut être donné en pilules ou dissout dans un véhicule quelconque.

Gingembre.

Ses propriétés sont stimulantes ; mais, sous ce rapport, elle est loin de valoir le poivre de Cayenne. C'est un stimulant agréable pour calmer les douleurs d'estomac et d'entrailles. On se sert de sa racine avec avantage dans les maladies pulmonaires. Aux personnes qui sont sujettes aux hémorrhagies pulmonaires, elle peut être spécialement recommandée. C'est un stimulant plus doux que le poivre de Cayenne, qui peut être donné avec avantage aux enfants.

Le Girofle.

Les clous de girofle offrent un excellent stimulant pour l'estomac ; l'huile qu'on en extrait soulage les maux de dents ; on en imbibe une petite boulette de coton ou de charpie qu'on place sur la dent souffrante.

La Muscade.

La muscade est légèrement stimulante et stomachique ; elle est utile dans la plupart des maladies des entrailles, et surtout dans la dyssenterie ; le macis, c'est-à-dire l'écorce interne de la noix, est bouilli quelquefois dans du lait pour les digestions pénibles.

Le Piment.

Le piment est chaud et s'emploie conjointement avec les médecines amères. C'est une médecine excellente pour les enfants pendant les difficultés de la dentition.

La Cannelle.

Possède un pouvoir restaurant très-considérable. Elle calme les vomissements et les douleurs vagues de l'estomac ; elle diminue les diarrhées séreuses.

Menthe verte.

Provoque la transpiration, diminue les nausées et calme les vomissements violents.

Menthe poivrée.

Développe la chaleur interne et excite la transpiration. En tisane, guérit les rhumes légers. Est très-utile dans la médecine des enfants.

Pervenche.

Est très-utile dans les maladies fébriles des enfants, et facilite la menstruation chez les femmes. Elle est utile également dans les affections hystériques et dans la coqueluche.

(Il faut toujours que les vases dans lesquels on prépare les infusions de plantes aromatiques soient tenus bien clos.)

Savarie d'été.

Est employée avec avantage dans les deux rhumes ; l'huile qu'on en extrait est excellente contre la carie douloureuse des dents, ainsi que dans les cas de coqueluche.

Verge d'or américaine.

Ses fleurs sont employées avec avantage contre le mal de tête et pour exciter la transpiration instantanée.

Mille-feuille.

S'emploie en tisane contre les rhumes. Une forte décoction peut être employée avec avantage aux anciens ulcères, aux gerçures des mains et sur la tête des teigneux. Un des meilleurs onguents qu'on puisse employer contre la teigne et les ulcères anciens est le suivant : Prenez parties égales des fleurs et des feuilles de la mille-feuille de lierre terrestre et de framboisier ; faites les cuire avec assez de graisse de porc pour bien couvrir les feuilles ; le feu doit être faible de peur de brûler les feuilles et la cuisson continuée pendant trois heures. Au bout de ce temps, on passe à travers un morceau de flanelle ou de drap, et la pommade est faite. Quand on désire une pommade plus forte, on ajoute pour chaque livre de graisse deux cuillerées à café de poivre de Cayenne.

En cas de fièvre, l'infusion de mille-feuille est une boisson excellente, et elle est utile dans les cas de coliques, crampes, etc. C'est de toutes les plantes la plus efficace au début de toutes les maladies.

Camomille fétide.

S'emploie dans les mêmes cas que la précédente.

Camomille romaine.

Fortifie l'estomac et excite l'action des reins. Est employée pour donner du ton aux organes de la digestion et pour faciliter l'écoulement des règles. Est utile contre les meurtrissures, les callosités, la rétraction des tendons, le gonflement des articulations, les tumeurs blanches, les cors, les verrues, etc.

Matricaire.

Est stimulante, diaphorétique et diurétique. S'emploie avec avantage pendant les accouchements.

Lobélia.

(Herbe émétique, tabac sauvage des Américains.)

Stimulant des plus énergiques ; agit d'une manière spéciale sur le foie, l'estomac, les poumons et les intestins. Dans les maladies des femmes, ce remède n'a pas d'égal. Employée avec d'autres stimulants, elle rend de très-grands services dans les cas graves de fièvre typhoïde. Donnée dans la phthisie pulmonaire, même dans son état le plus avancé, elle manque rarement de produire la guérison, surtout quand on aide son action par l'emploi simultané du poivre de Cayenne, de la verveine, de bains de vapeur et de médicaments toniques. Elle n'est pas vénéneuse, malgré ce qu'en disent les médecins. C'est le meilleur médicament pour le croup des enfants (en teinture acétique). Est également excellente pour l'asthme. Quand on la donne, il faut toujours en mettre assez, car plus qu'assez ne fait pas de mal. Une cuillerée à café des feuilles, ou des gousses réduites en poudre, doit être donnée de demi-heure en demi-heure dans une tasse d'infusion de verveine ou de pervenche jusqu'à ce qu'elle agisse comme émétique. On doit donner en même temps une infusion de poivre de Cayenne ou autre stimulant pour entretenir une active transpiration. Le bain de vapeur est un excellent adjuvant. Pour les enfants, la teinture acidulée de la lobelia vaut mieux que la poudre de la plante ; on aidera son action avec une infusion de mille-feuille ou tout autre diaphorétique. Quand la lobélia a bien fait vomir on peut laisser reposer le malade et lui donner la nourriture qu'il demande.

Verveine.

Comme émétique, c'est la meilleure qu'on trouve après la lobélia. Est utile dans les rhumes, les toux et les douleurs de tête. C'est un admirable antiscorbutique, elle soulage et guérit les affections qui accompagnent chez les enfants la pousse des dents, et est très-bonne contre les vers. Donnée en infusion, elle stimule les contractions de la matrice dans les accouchements, et comme diurétique elle augmente la quantité des urines. Pour faire vomir on donne une cuillerée à café de verveine framboisée dans une infusion de feuille de fraisier, de demi-heure en demi-heure, jusqu'à ce qu'elle produise son effet. On a soin, en même temps, de tenir le malade chaudement au lit et de lui donner une infusion de poivre de Cayenne ou de gingembre aussi chaude qu'on puisse la prendre. Une infusion est excellente pour les fièvres.

———

DES ASTRINGENTS

QUI ONT LA PROPRIÉTÉ DE RESSERRER, DE CONDENSER
LES TISSUS ORGANIQUES AVEC LESQUELS ON LES MET
EN CONTACT.

Framboisier rouge.

Les framboises sont sans rivales pour la guérison des ulcères sur la langue. Elles sont excellentes pour les enfants en y ajoutant un peu de sucre, surtout contre des dérangements de l'estomac. La tisane des feuilles guérit les dyssenteries les plus obstinées. Elle est excellente contre les indigestions en y ajoutant du poivre de Cayenne. La tisane de feuilles est d'un grand effet sur la matrice. Avec un peu de poivre de Cayenne, elle est très-utile dans les cas de suppression de règles chez les jeunes femmes. En y ajoutant de la myrrhe en poudre, elle fait une excellente eau pour les maux d'yeux et les vieilles plaies. Elles sont d'un grand secours dans les accouchements.

Aigremoine.

C'est un astringent très-utile qui a sur le foie une grande influence; elle est bonne pour l'hydropisie et la jaunisse. On peut la donner aux enfants qui ont la rougeole, la scarlatine, la petite vérole volante, etc.

Lierre terrestre.

Est astringent et diurétique et en même temps un peu tonique. Il est très-utile dans les cas d'indigestion. Mêlé avec des fleurs de camomille ou de mille-feuille verte, il fait un excellent cataplasme pour les tumeurs et les plaies de toute espèce.

Romarin.

Est très-astringent et légèrement tonique. S'emploie contre toutes les maladies des intestins, surtout contre le flux dyssentérique et le choléra anglais. La racine en poudre mêlée à l'écorce d'orme ou la graine de lin est excellente pour le mal aux yeux et les plaies en général.

Nénufar blanc.

C'est un des meilleurs astringents du pays : il enlève les dépôts qui se forment dans les

fièvres sur la langue et l'appareil respiratoire.
Prendre une poignée de fleurs, laisser infuser
pendant une heure dans un litre d'eau, à petit
feu, passer et ajouter une livre de sucre. La dose
est d'une cuillerée à soupe ou moins, selon
l'âge de l'enfant. Il n'y a pas de meilleure
médecine pour les enfants qui font leurs dents
ou qui souffrent de la diarrhée.

Sumac des corroyeurs.

Il est employé avec le plus grand succès pour
la dyssenterie. Il est fébrifuge. Une forte infusion de feuilles arrête le crachement de sang.

Racine de tormentille.

En infusion est très-bonne contre le relâchement du ventre. La poudre est très-bonne
pour les vieilles plaies et arrête l'hémorrhagie.

Benoîte ou herbe de Saint-Benoît.

Est d'une grande ressource dans les maladies
putrides.

Géranium.

Il est excellent contre le choléra des enfants,
l'hémorrhagie des poumons et des entrailles, et

contre tout relâchement ou débilitation du système. Son usage suffit pour prévenir toute maladie bilieuse. Mêlée avec du miel, elle est très-bonne contre les ulcères dans la bouche des enfants.

Ecorce de chêne.

Est un astringent très-puissant et ne doit être employée que lorsqu'il est utile de recourir à un agent énergique comme dans les cas de diarrhée invétérée. Ne pas s'en servir sans y ajouter du poivre de Cayenne,

Ecorces de quinquina.

Excellente comme tonique et astringent, d'une très-grande utilité dans tous les cas de fièvre surtout intermittente. On en tire le quinine qui est très-nuisible à la santé, tandis que l'écorce naturelle est complètement innocente.

Sauge.

Est bonne pour calmer l'excitation nerveuse, le délire, et pour empêcher la putréfaction, combat très-bien le vertige et les maladies intestinales chez les enfants. Pour le mal de tête,

prenez une demi-once de sauge, une demi-
once de séné et une demi-once de gingembre,
et faites infuser. Mêlée avec du miel, elle guérit
les ulcères de la bouche et ceux qui se forment
au bout du sein des nourrices. Quand on l'emploie, bien se garder des courants d'air.

DES TONIQUES.

CONSIDÉRATIONS GÉNÉRALES.

Lorsque la maladie est arrêtée par les médicaments administrés, il arrive souvent que le
malade reste dans un état de faiblesse très-
grande, et les organes de la digestion sont
frappés de débilité, à cause de la longueur de
la maladie. Il importe donc au médecin de
faire administrer des médicaments qui donnent
à ces organes la vitalité et la vigueur qui leur
sont ordinaires. On arrive à ce but en se ser-
vant des toniques ci-après :

Epine-Vinette.

Le fruit et l'écorce peuvent être employés seuls ou accompagnés d'autres substances médicinales. Comme correctif de la sécrétion biliaire, l'écorce ne connaît pas de rivale. Cette écorce est excellente pour ceux qui ont la digestion difficile (*dyspepsie*), et quand cette maladie est la suite des fièvres, elle cède facilement à un médicament composé de cette écorce et de poivre de Cayenne.

Peupliers.

Peuplier blanc. — Son écorce est un remède excellent contre la débilité des organes digestifs. Elle agit aussi comme diurétique sur les reins, et peut être utilement administrée dans les obstructions des voies urinaires, dans la strangurie ou rétention d'urine, la gravelle, et dans les cas de calculs vésicaux. Son emploi continu détruit la constipation et est particulièrement utile chez les personnes avancées en âge auxquelles elle donne un surcroît remarquable de force et d'activité.

Peuplier noir. — Son écorce est un tonique excellent. Comme infusion, elle est très-bonne dans la phthisie pulmonaire. Dans la préparation de cette médecine, il faut avoir soin d'ôter la couche extérieure de l'écorce et de ne se servir que de l'intérieur, soit en poudre, soit au moyen des infusions. Voici une excellente composition pour les maladies des voies aériennes et digestives : *Mêler et pulvériser une livre d'écorce de peuplier noir, une demi-livre de racine de gingembre, une once d'écorce de chêne, deux onces de clous de girofle et une once de poivre de Cayenne.* On prend de cette poudre la moitié d'une petite cuillerée trois fois par jour dans un verre d'eau chaude et sucrée.

Peuplier angulaire. — Son écorce est l'ingrédient principal du baume de géléade. Avec ses bourgeons pulvérisés et macérés dans de l'eau dégourdie, on fait une excellente lotion pour les maladies des yeux ; on se sert de cette lotion cinq ou six fois par jour. Préparation pour les mauvais rhumes.

Bourgeons de peuplier. — Prenez une demi-livre ; racine de gingembre, une demi-livre ; bien écraser et macérer dans un litre d'eau ; presser et ajouter une demi-livre de conserves de fraises et une livre de sucre blanc. On prend de cette mixture une ou deux grandes cuillerées à chaque accès de toux..

Quassia ou bois de Surinam.

Ce bois est un excellent correctif de la bile contre la phthisie pulmonaire et les scrofules. — Une once de bois de Surinam, deux onces de salsepareille, une once de réglisse. Faire macérer, puis bouillir le tout dans un litre d'eau; passer et ajouter une livre et demie de sucre et un quart d'once de poivre de Cayenne. En prendre deux grandes cuillerées quatre fois par jour, et tous les symptômes des deux maladies disparaissent bientôt.

Centaurée.

Excellente dans la jaunisse et les maladies des reins. En infusion est très-utile pour les scrofules et ulcères de vieille date.

Trèfle d'eau.

Est le plus excellent correctif de la bile, atteint directement l'origine du mal. Se donne en infusion ou en poudre. Est très-utile aux femmes au moment où la menstruation va s'établir. Elle relève d'une manière remarquable le ton des organes digestifs et guérit bien la dyssenterie. Elle remplace avantageusement le sulfate de quinine et les sels de morphine dont elle n'a pas les propriétés pernicieuses.

Marrube commun.

Son influence comme tonique est très-remarquable ; elle est aussi très-utile par la tendance qu'elle a à détacher le phlegme ou la pituite. Très-bonne dans les rhumes et les indigestions.

Manière de s'en servir : Prendre quantités égales de marrube et de gingembre en poudre, une petite cuillerée de poivre de Cayenne et une quantité égale de clous de girofle. On prend le tout dans une boisson chaude et bien sucrée en se couchant.

Consoude.

Elle est tonique, stomachique et mucilagineuse. Est utile dans les inflammations de la bouche, de la gorge et de l'estomac, dans les cas de faiblesse constitutionnelle, dans la suppression des règles et dans les flueurs blanches.

Recette : Prendre une grande poignée de racines émondées et concassées, deux onces de racine de gingembre réduite en poudre et une poignée de marrube. Faire bouillir dans deux litres d'eau, passer et ajouter deux muscades râpées, une petite cuillerée de poivre de Cayenne et deux livres de sucre. En prendre quatre fois par jour une grande cuillerée.

Amandes amères.

Tonique contre la dyspepsie et la faiblesse des organes digestifs.

Recette : Prendre quatre onces d'écorce de peuplier blanc, deux onces de feuilles de fraisier, deux onces d'aigremoine ; faites bouillir dans trois litres d'eau, passer et ajouter deux livres de sucre et une once d'amandes amères. En prendre quatre fois par jour deux grandes cuillerées.

Pêcher.

Son noyau jouit des mêmes propriétés que les amandes amères. Le sirop qu'on fait de ses fleurs est excellent pour la dentition des enfants.

Arbre à Myrrhe (la gomme de l').

S'emploie avec succès dans les cas de dyssenterie et de diarrhée chronique ; agit sur la
matrice en régularisant les époques mens-
truelles.

Colombo.

C'est un des meilleurs médicaments qu'on
puisse donner aux femmes avant et après l'accouchement. Donnée avec de la rhubarbe, elle
corrige la bile et produit des effets salutaires
dans la jaunisse et les maladies du foie.

Safran des Indes.

Médicament excellent contre la débilité des
organes digestifs, les fièvres intermittentes et
l'hydropisie.

Germandrée.

Agit contre les obstructions des reins et du
foie, et stimule les contractions de la vessie.
Mêlée à l'état vert avec de la farine de graine
de lin, elle fait un cataplasme excellent pour
les vieilles plaies, parties enflammées, etc.

2

Absinthe.

Est apéritive. Versée et macérée dans du vinaigre, forme un excellent tonique pour les contusions et les entorses.

Tanaisie.

En infusion, rend des services dans les cas de gravelle, strangurie, faiblesse et douleur du dos et des lombes, et dans les irrégularités de la menstruation chez les femmes. Les feuilles pilées sont excellentes pour les entorses et les contusions.

DIURÉTIQUES

QUI ONT LA PROPRIÉTÉ D'AUGMENTER LA SÉCRÉTION URINAIRE. UNE MULTITUDE DE SUBSTANCES ONT ÉTÉ PRÉCONISÉES COMME TELLES, MAIS L'EXPÉRIENCE EN FAIT CHAQUE JOUR JUSTICE.

Fraisier.

C'est un stimulant modéré et un fort diurétique. Infuser avec une once de gingembre pilé ou râpé, et prendre quatre demi-verres par jour dans les cas de gravelle, d'ulcération de la vessie ou des reins.

Gaillet ou grateron.

En infusion, est utile dans tous les cas d'obstruction des reins et de la vessie, dans l'hydropisie, les cas de cancer, de scrofules et d'anciens ulcères. On peut guérir des cancers très-anciens en prenant trois fois par jour le suc exprimé de cette plante et un cataplasme fait avec ses feuilles.

Persil des jardins.

Est employé pour augmenter la quantité des urines et comme léger laxatif dans les affections des reins et dans l'hydropisie.

Pissenlit ou dent de lion.

Est tonique, diurétique et apéritif; il agit directement sur le foie et les reins. Il est très-bon dans les maladies des voies biliaires et digestives, et dans l'hydropisie de l'abdomen. Quatre ou cinq onces de la racine verte ou une seule once de la racine sèche dans un litre d'eau.

Genévrier.

Est employé dans la fabrication de la liqueur que l'on nomme genièvre. Cependant, au lieu de la liqueur spiritueuse, il est préférable de prendre une infusion des baies pour les maladies des reins et les affections hydropiques. En prenant dans de l'eau les cendres qui proviennent de la combustion des baies et des rameaux du genévrier, on peut guérir les cas d'hydropisie les plus avancés.

Recette : Prendre de la racine et des sommités de pissenlit, une livre ; des feuilles de fraisier, une livre ; des feuilles de pêcher vertes, une livre ; des racines et des sommités de persil, une livre. Piler le tout dans un mortier et ajouter neuf litres d'eau ; faire bouillir et passer. Ajouter ensuite quatre onces de baies de genièvre pulvérisées et une livre de sucre. Quand le mélange a fermenté, on le met en bouteille. Prendre un quart de verre quatre fois par jour.

Genêt commun.

Les sommités et les feuilles sont très-bonnes contre l'hydropisie.

DES ANTISCORBUTIQUES

QUI S'EMPLOIENT CONTRE LE SCORBUT. LES PRINCIPAUX
SONT FOURNIS PAR LA FAMILLE DES CRUCIFÈRES.

Bardane.

Est antiscorbutique, tonique et légèrement
laxative : est employée avec avantage dans les
cas de scrofules et de maladies rénales ; est
aussi utile dans les cas d'anciennes maladies
vénériennes. Elle combat le rhumatisme, la
lèpre et la goutte, et les guérit si on l'emploie
assez longtemps. Ses semences sont très-diu-
rétiques. Dans les cas de fièvre on applique
les feuilles à la plante des pieds comme on peut
les placer avec avantage sur les plaies et les
brûlures.

Salsepareille.

Est moins puissante qu'on ne le croit géné-
ralement dans les maladies syphilitiques, mais
agit utilement pour purifier le sang après que
la syphilis a été expulsée de la constitution.

Elle possède aussi des propriétés toniques et diurétiques, et peut rendre de grands services dans les scrofules, les rhumatismes et autres maladies.

Serpentaire de Virginie.

C'est un médicament qui expulse les mauvaises humeurs du corps et agit puissamment sur les glandes sécréteurs de l'estomac. On l'emploie comme antiscorbutique et pour les maladies vermineuses des enfants.

Patience.

Très-utile pour guérir le scorbut, la gale et autres éruptions de la peau. On les emploie efficacement contre les scrofules et les maladies vermineuses des enfants.

Recette contre les ulcères et les éruptions cutanées : Prendre de la racine verte de patience aquatique ou parelle, laver, râper et mettre dans une casserole avec une quantité suffisante de beurre ou de graisse de porc ; faire bouillir doucement à un feu lent en ayant soin que la racine ne brûle pas.

Poivre cubèbe.

Est stomachique, antiscorbutique et diurétique, excellent contre la gonorrhée et les pertes
séminales. Il cède à la pression une huile qui
guérit plus vite mais moins sûrement que le
fruit.

DES MÉDECINES SÉDATIVES
OU ANTISPASMODIQUES.

(On les emploie pour calmer l'irritation générale qui
accompagne plusieurs formes de maladies ; elles prédis-
posent le malade au sommeil par leur action sédative
sur le système nerveux.)

Racine de Valériane.

Il y a plusieurs sortes de cette plante, mais
celle qu'on emploie le plus souvent pour sédatif est l'officinale ; elle agit comme sédatif
du système nerveux. On la prend en poudre
mêlée à un peu d'eau chaude. Une cuillerée à
café est une dose suffisante pour un adulte.
On l'emploie contre l'épilepsie chez les enfants.

Assa fœtida.

Excellent antispasmodique et est aussi expectorant. Très-utile dans les cas d'hypocondrie, d'histérie, les convulsions, les spasmes et dans tous les cas de débilité nerveuse. Elle est aussi très-favorable dans les maladies chroniques des poumons, la constipation et les dyspepsies flatulentes.

DES CATHARTIQUES.

Beaucoup de personnes agissent d'après ce principe, que le malade doit être purgé, bien que ses forces et son appétit aient complétement disparu. En provoquant une transpiration abondante, on fait plus pour purifier le sang qu'en jetant un purgatif quelconque dans les voies digestives.

Médecine animale ou fiel de bœuf.

Purgatif ; corrige la mauvaise digestion, détruit la constipation et est utile contre la jaunisse. Il ne débilite pas et laisse l'esprit bien disposé et alerte. On peut le prendre en pilules ainsi :

Quatre grandes cuillerées fiel de bœuf, seize grammes de rhubarbe, de curcuma et de racine de valériane (chacune 16 gr. et en poudre) ; faire avec le tout, à l'aide d'une solution de gomme arabique, une masse homogène qu'on convertit en pilules. On en prend deux ou trois dans les cas de constipation.

Rhubarbe.

C'est un des meilleurs purgatifs qu'on puisse se procurer. Elle corrige en même temps le défaut de la bile. Il faut la garantir du contact de l'air. Une ou deux cuillerées de sa racine en poudre est une dose suffisante.

Séné.

Est aromatique et légèrement amer ; purge bien et produit son effet environ quatre heures après avoir été pris. Produit des coliques quand on le prend seul en décoction ou infusé dans de l'eau chaude, mais non quand on le macère dans l'eau froide. Pour les adultes, prendre seize grammes de séné et quantité égale de racine de gingembre ; pour les enfants, parties égales de séné, pouliot et feuilles de fraisier.

Lin des montagnes ou Cathartique.

C'est un purgatif excellent, préférable au séné ; doit être mêlé à un peu d'écorce de peuplier ou tout autre tonique.

Aloès.

Sa gomme-résine est un purgatif stimulant. Est très-utile dans les cas de jaunisse et d'indigestion ; se donne combinée avec quantité égale de rhubarbe et de poivre de Cayenne, le tout converti en pilules à l'aide de gomme arabique.

DES SUBSTANCES MUCILAGINEUSES.

Il est utile d'employer des substances de nature douce pour protéger les parties malades exposées au contact de l'air ou d'autres causes irritantes. Ces substances sont toujours de nature gommeuse ou mucilagineuse, et leur emploi est parfois indispensable dans la guérison des maladies.

Lin.

Ses graines sont très-utiles pour faire des cataplasmes. On peut faire usage d'une décoction de ces graines dans les douleurs de l'estomac et de la gorge, les cas de raucité de la voix et dans la toux.

Osmonde royale.

Rend de grands services dans les cas de dyssenteries accompagnés de douleurs gastralgiques et intestinales. Infusée dans de l'eau chaude et bien sucrée, elle est excellente dans les cas de faiblesse générale qui affectent les femmes.

Rose trémière ou passe-rose.

Les fleurs servent pour guérir les inflammations de la gorge et de l'estomac. On peut faire des cataplasmes avec les feuilles pilées, et avec les fleurs on fait des conserves.

Trèfle rouge.

Ces fleurs ont une très-grande valeur ; on en fait un onguent très-utile contre les cancers, les plaies anciennes et les gerçures des lèvres.

Voici la manière de le faire : on remplit une grande bouilloire avec les fleurs ou têtes de trèfle ; on y verse assez d'eau pour les couvrir, on fait bouillir pendant une heure sur un bon feu, puis on fait passer le tout avec pression à travers un morceau de flanelle ou de toile. On remet la liqueur obtenue dans la bouilloire, qu'on remplit avec de nouvelles fleurs et assez d'eau pour les couvrir de nouveau. On passe encore après une autre heure d'ébullition et on fait évaporer la liqueur obtenue à un feu lent jusqu'à consistance de goudron.

Arbre à gomme (Mimosa).

Produit la gomme arabique qui forme une excellente médecine contre la toux, la raucité de la voix, etc. ; elle est aussi diurétique. Mêlée à l'état fluide, avec une quantité égale de jus de réglisse et un peu de poivre de Cayenne ou de gingembre, elle fait un excellent médicament expectorant.

Pied de veau.

Est utile dans les rhumes et contre la faiblesse de l'estomac. La racine doit être prise en automne : on la coupe par tranches et on la dessèche.

Lavements.—Injections.—Clystères.

Cette manière d'administrer les médicaments est très-ancienne et ne peut être trop fortement recommandée. Elle offre un grand soulagement quand l'estomac, par faiblesse ou par irritabilité, refuse de garder les médicaments qu'on y introduit. Contre la constipation, prendre une infusion de poivre de Cayenne mêlée à deux ou trois grandes cuillerées de mélasse. Dans les cas de dévoiement, une forte infusion de feuilles de fraisier et de valériane avec une demi-cuillerée de myrrhe. Pour les coliques ou inflammations, de l'arrow-root, de l'orge et de la gomme arabique.

POMMADES ET ONGUENTS.

Avant d'indiquer les ingrédients des pommades et onguents, il est nécessaire de remarquer que, pour obtenir une guérison complète, il faut seconder leur action au moyen de toniques et stimulants internes.

Les plaies anciennes et les ulcères, quand ils paraissent à la surface du corps, sont la preuve d'une impureté cachée dans le sang, et il faut commencer par détruire cette impureté.

Onguent cérate.

Excellent pour les gerçures des seins des nourrices ; il ramollit et adoucit la peau, guérit les crevasses des doigts et même le scorbut, etc.

Se fait de la manière suivante : Prendre de cire vierge trois onces ; de blanc de baleine trois onces, et d'huile d'olive une livre ; mêlez le tout dans un vase qu'on place sur un feu lent, en ayant soin de remuer la masse jusqu'à ce qu'elle soit froide.

Pommade contre les brûlures.

Prendre une livre de poix de Bourgogne, un quart de livre de cire jaune et une demi-livre de graisse de porc ; faites fondre le tout à un feu lent jusqu'à ce que le mélange soit complet, et remuez à mesure que la masse se refroidit. C'est une des meilleures pommades pour les brûlures causées par des corps chauds, soit liquides, soit solides, quel que soit le degré de la brûlure. Cette recette est bonne aussi pour les tumeurs cancéreuses et scrofuleuses et pour les ulcères des jambes.

Pommade contre les hémorrhoïdes.

Prenez quantités égales de feuilles de millefeuille et de fraisier ; pilez-les dans un mortier et faites-les cuire lentement avec du beurre frais, de sorte que le beurre ne brûle pas. Quand on graisse les hémorrhoïdes avec cette pommade le soir en se couchant, en prenant en même temps un laxatif doux, on est presque sûr de faire disparaître le mal.

Emplâtre stimulant.

Prenez de poix blanche une livre ; de résine

une demi-livre ; de saindoux deux onces et une cuillerée de poivre de Cayenne ; faites mijoter tous ces ingrédients à petit-feu jusqu'à ce qu'ils soient parfaitement mélangés, puis étendez cette composition sur un morceau de cuir bien souple. Appliquez l'emplâtre bien chaud.

Liniment stimulant.

Prenez une cuillerée de poivre de Cayenne et une de sel de cuisine, mettez-les dans un quart de litre de bon vinaigre, et secouez fortement ce mélange. Ce liniment est excellent contre toute espèce d'enflure et contre les douleurs rhumatismales. Dans les cas de phthisie pulmonaire, on frotte avec un linge mouillé de liniment les jambes du malade.

Liniment volatil.

Prenez quatre onces d'huile d'amandes douces, une once d'esprit de corne de cerf et une petite cuillerée de poivre de Cayenne. On frotte, matin et soir, avec ce mélange, les foulures et les parties ecchymosées.

Liniment savonneux composé.

Prenez du camphre une once, du savon blanc

trois onces, du poivre de Cayenne une demi-
once ; faites dissoudre ces ingrédients dans un
demi-litre d'esprit de romarin. On applique ce
liniment sur les tumeurs et les foyers d'humeurs scrofuleuses. Il stimule aussi la surface
cutanée, et dans les cas d'esquinancie on peut
efficacement soulager la personne en appli-
quant sur le devant du cou une flanelle imbi-
bée de ce liniment.

DES ALIMENTS.

Les aliments, comme les médecines, afin
d'être utiles, doivent être simples et salutaires.
De cette manière, ils sont plus en harmonie
avec la nature que lorsqu'on en fait les composés les plus savants. La nourriture qui sort
des mains d'une bonne femme de ménage
vaut mieux que celle qui résulte des manipula-
tions du cuisinier le plus savant. Il est très-
sain de ne manger que deux fois par jour et
modérément.

TABLEAU MONTRANT LA QUANTITÉ DE MATIÈRE NUTRITIVE CONTENUE DANS LES SUBSTANCES ALIMENTAIRES.

Os	510	Riz	850
Mouton	290	Pain	800
Poulet	270	Prunes, raisins, abricots	170
Bœuf	260	Pommes de terre	260
Veau	250	Cerises	250
Porc	240	Pommes	170
Sang	215	Poires	160
Morue	210	Betteraves	118
Sole	210	Fraises	120
Cerveau	200	Carottes	98
Blanc d'œufs	140	Choux	75
Lait	72	Navets	42
Froment et noix	950	Melons	30
Pois secs	950	Concombres	25
Orge	920	Pêches	200

Un autre principe de santé et, par conséquent, de force est la facilité pour digérer. Voici un tableau indiquant le temps nécessaire à la digestion des principaux aliments.

	Heures.	Minutes.
Riz bouilli et bien crevé	1	»
Pommes mûres et sucrées	1	50
Sagou bouilli	1	45
Tapioca, orge, pain, choux et lait	2	»
Pommes de terre et panais	2	30
Flan	2	45

	Heures.	Minutes.
Tourté aux pommes	3	»
Carottes bouillies	3	15
Beurré et fromage.	3	10
Pieds de cochon et tripes.	3	10
Venaison	1	»
Huîtres et œufs crus	1	35
Dinde et oie.	2	03
Œufs cuits à point, bœuf et mouton rôtis ou bouillis	2	30
Volailles domestiques	3	30
Volailles sauvages, porc salé et cuit à l'eau	4	30
Veau rôti, porc et bœuf salé	5	30

Le célèbre docteur Coffin nous dit « que la chaleur c'est la vie et le froid la mort, » et nous le prouve dans son *Guide Botanique de la santé*. C'est, dit-il, l'air froid qui nous gêne le plus et qui nous occasionne beaucoup de maladies : telles que rhumes, catarrhes, grippes, rhumatismes, maux de gorge, de tête, coliques, asthmes, croup, angines, inflammations du cerveau, de l'estomac, du foie, des intestins, des poumons, des reins, phthisies, fluxions de poitrine, etc., etc., c'est donc par la chaleur

qu'on parvient rapidement à rétablir l'équilibre de chaleur qu'il nous faut à l'état de santé,
et qui nous manque au moment où nous la
perdons.

Pesez bien ce raisonnement, et suivez cet
autre : ce que nous mangeons entretient
l'équilibre de la vie, et nous sert à renouveler
le sang qui l'entretient ; plus de sang, plus
d'existence, la mort ; donc, le froid c'est la
mort et la chaleur la vie.

Je ne veux pas m'étendre davantage sur ce
sujet ; mais posons comme principe général
que presque toutes nos maladies, surtout chez
le peuple, commencent par une courbature ou
un rhume : on peut guérir les deux dans une
nuit, en buvant une tasse, bien chaude et bien
sucrée, de toute espèce d'infusion qui pousse à
la transpiration, en y ajoutant dans les rhumes
invétérés un quart ou un tiers, et même
jusqu'à trois quarts, d'une cuillerée à café de
poivre de Cayenne, ou, à défaut de ce poivre,
tout autre, blanc ou noir, mais en plus grande
quantité ; ou encore du gingembre en poudre.
Bien se couvrir, et mettre une brique chaude
à ses pieds enveloppée d'un linge arrosé de
vinaigre. A défaut de brique, le remplacer

par une bouteille d'eau chaude, et le lendemain matin on sera guéri. La fleur de bourrache et celle de mille-feuille sont les meilleures pour faire transpirer. Des milliers de personnes se sont guéries avec ce bien simple remède, si facile à faire en se couchant.

Dans les forts rhumes négligés, si l'appétit manque, on fera bien de boire le matin, avant de changer de linge, en conservant une moite chaleur, une tasse d'infusion de verveine, dans laquelle on mettra une cuillerée de lobélie, ou une demie réduite en poudre. Se tenir très-chaudement et surtout bien éviter l'air froid. Si après une demi-heure on n'avait pas vomi sans aucun effort, on en reprendrait une seconde tasse; car après avoir vomi on serait guéri.

MALADIES

MALADIES DES ENFANTS.

Une des grandes causes de la fréquence des maladies des enfants est le défaut de connaissance de la part de la mère sur la nature et la constitution de l'enfant. Dès que l'enfant sort du sein de la mère, il est exposé à toutes sortes de mauvais traitements d'un côté ou de l'autre. D'abord, une nourrice ignorante l'enveloppe de linges innombrables, en sorte que la puissance de la vie est presque étouffée sous le poids de ce lourd appareil. Cette première attaque est suivie d'une autre sous forme d'une dose de méde-cine « *afin d'ouvrir le corps de la chère créa-ture.* » Vient ensuite une masse de beurre et de sucre fondus pour empêcher le mal de bou-che. Toutes ces choses sont non-seulement inutiles, mais encore très-nuisibles. Pour vêtement, le nouveau-né n'a besoin que d'une robe légère et ample, et pour seule médecine le lait maternel. Pendant plusieurs semaines, après sa naissance, il est accablé sous le poids de son habillement, et, de plus, on le tient dans son berceau comme dans une étuve au moyen de couvertures entre lesquelles on le couche; Ces précautions prises pour l'empêcher de s'enrhumer sont précisément le meilleur moyen de l'affecter de rhume, car on le sort à chaque instant de son lit chaud pour le placer entre les bras de chaque visiteuse.

Muguet, blanchet, aphthae infantiles.

La maladie qu'on désigne ainsi provient d'un dérangement des organes de la digestion ; elle présente l'aspect d'un enduit blanchâtre qui couvre toute la bouche. Pour la guérison ; faire infuser dans un demi-litre d'eau une demi-once de feuilles de fraisier et autant d'aigremoine, sucrer avec du miel et ajouter un peu de séné. En même temps laver la bouche avec le gargarisme suivant : Faire macérer une petite cuillerée d'écorce de quinquina et une demi-cuillerée de myrrhe en poudre dans deux onces d'eau. On sucre avec du miel et on lave la bouche trois ou quatre fois par jour.

Dentition.

La poussée des dents est l'accomplissement d'une loi imposée par la nature et, par conséquent, ne doit pas être regardée comme une maladie. Voici les causes des maladies qui arrivent à cette époque, nourriture trop substantielles, telles que pommes de terre, pain, soupes grasses, surtout de la bière ou du vin. Il faut au commencement lui ouvrir le corps au moyen d'un doux laxatif, et ne donner pour nourriture qu'une bouillie de pain et de lait ; la nature elle-même fera cesser le mal.

Les vers des enfants.

Il y en a de trois sortes : les ascarides, qui sont petits et blancs : les lombrics, qui sont ronds et de couleur rouge, et le tenia, dont le corps est aplati et excessivement long. Les vers sont produits par une mauvaise digestion et une nourriture malsaine. Pour les expulser, prendre de la chaux vive de la grosseur d'une muscade, la faire dissoudre dans une pinte d'eau froide ; en faire prendre une cuillerée à l'enfant, trois ou quatre fois par jour, pendant deux jours de suite. Ensuite faire bouillir dans une pinte d'eau une demi-once de chacune des substances suivantes : Absinthe, fèves de marais, feuilles de fraisier, écorce de chêne et racine de gingembre ; faire passer le tout, et ajouter une once de suc de réglisse. Quand il y a constipation, y ajouter une demi-once de séné ou de rhubarbe. Que, de plus, la nourriture soit légère, les vers disparaîtront et la santé se rétablira bientôt.

Contre les vers ascarides, prendre un lavement fait avec des feuilles de fraisier, de l'absinthe et du poivre de Cayenne.

Variole ou petite vérole.

Cette maladie est un des plus terribles fléaux qui aient sévi contre la famille humaine ; elle est divisée en deux sortes : la discrète et la confidente. Dans la première, les taches ou boutons sont séparés les uns des autres par des espaces où la peau reste saine ; dans la deuxième, les éruptions se touchent et se confondent ; celle-ci est la plus dangereuse. Les symptômes précurseurs de cette maladie sont la rougeur des yeux, les maux de gorge, des douleurs dans la tête, le dos et les lombes, des alternatives de chaud et de froid, des lassitudes, des évanouissements avec soif excessive, des nausées et une grande accélération du pouls. Du moment où la maladie commence à paraître, il faut adopter pour le malade un régime doux et le tenir dans un appartement chauffé à quinze degrés. Lui donner de temps en temps une infusion de pervenche et de racine de gingembre. Quand les pustules sont bien pleines et que la maladie est arrivée à son état le plus intense, donner au malade un émétique de lobélie accompagné d'une forte décoction d'herbes toniques et astringentes dans laquelle il faut mettre du poivre de Cayenne ou du gingembre en poudre. Durant les premiers jours, donner en abondance une infusion de verveine.

Inoculation.

L'expérience a démontré que la violence des symptômes de la petite vérole est considérablement amoindrie quand on met de la matière variolique sur une égratignure ou sur une plaie. Cependant, il faut préférer la vaccination à l'inoculation.

Vaccin ou cowpox.

La vaccine met ceux qui y ont été soumis à l'abri de la petite vérole; toute l'humanité a raison d'être reconnaissante de cette admirable découverte, mais il faut avoir soin, avant de se faire vacciner ou de faire vacciner ses enfants, de bien s'assurer si l'individu qui fournit le vaccin n'est pas atteint de quelque maladie. Pour éviter tout danger, il sera bon de recueillir le vaccin sur le pis même d'une vache; il y paraît contenu dans de petites vésicules d'une couleur bleuâtre ou livide; ces vésicules sont déprimées au centre et entourées d'un cercle rouge et enflammé. La première chose à faire est d'obtenir le fluide des vésicules qui le renferment, puis il faut puncturer la peau de l'enfant, soit avec une aiguille, soit avec une plume finement taillée ou avec un cure-dent. On mouille ensuite la pointe de l'instrument dans le vaccin liquide et on fait infiltrer la gouttelette dans la petite plaie qu'on vient de faire. Ce fluide pour être bon doit être parfaitement transparent, et si on le prend du bras d'un autre enfant, il ne faut jamais que ce soit après le neuvième jour de l'éruption. Pendant les huit premiers jours qui suivent, il faut préserver l'enfant du froid, et on fera bien de lui faire prendre la médecine suivante : Prendre une poignée de lierre terrestre, d'aigremoine et de verveine; faire macérer dans un litre d'eau froide, en y ajoutant un peu de séné ou de rhubarbe dans le cas où il y a constipation. Prendre de cette macération un quart de verre à la fois ; les adultes prendront, en outre, un peu de poivre de Cayenne ou de gingembre.

Varicelle.

Cette maladie attaque souvent les enfants, mais n'est pas dangereuse. On la confond quelquefois avec la petite vérole, ce qui souvent a des conséquences très-fâcheuses. En observant attentivement on ne s'y trompera jamais, car avec l'une d'elles il y a toujours de la fièvre, tandis qu'avec l'autre il n'y en a pas. C'est à l'erreur qu'on commet en les confondant et en prenant le fluide de la varicelle pour vaccin qu'on doit attribuer les cas supposés de la petite vérole se montrant deux fois chez un même individu. Pour traitement, tenir le malade chaudement pendant les premiers jours et lui administrer un laxatif pour entretenir la liberté du ventre.

Rougeole.

Cette maladie est une fièvre inflammatoire, accompagnée de toux, d'éternuement, de l'écoulement d'un mucus limpide des yeux et des narines, et de l'éruption sur toute la surface du corps de taches rouges qui disparaissent plus tard en laissant sur la peau une poussière farineuse. Semblable à la petite vérole, la rougeole est à craindre à cause du dérangement qu'elle laisse après elle dans l'économie et qui se traduit sous forme de scrofules, scorbut, hydropisie, etc. Cette maladie n'étant qu'un haut degré de putréfaction sanguine, il s'ensuit que les vaisseaux sont engoués et que la circulation est nécessairement gênée. Il faut donc administrer promptement les médicaments nécessaires pour combattre cet état de manière que la transpiration commencée soit bien maintenue. Quand on obtient promptement ces résultats, le malade ne tarde pas à se rétablir.

Voici les remèdes à employer : Prendre une poignée de pouliot, de feuilles de fraisier, de lierre terrestre et de grateron; ajoutez une demi-once de gingembre, et dans le cas de constipation une demi-once de séné. Macérez le tout dans un litre d'eau froide et donnez, comme dose, une, deux ou trois grandes cuillerées à la fois.

Scarlatine.

Cette maladie n'attaque ordinairement que les personnes jeunes, et rarement elle vient après l'adolescence ; elle est divisée en trois espèces : *la scarlatine simple*, quand le fond de la bouche est exempt d'ulcères ; *la scarlatine angineuse*, quand la gorge est enflammée et ulcérée, et *la scarlatine maligne*, quand la maladie prend une forme pernicieuse et putride ; mais ces trois espèces ne diffèrent entre elles que par le degré de violence. La scarlatine est un haut degré de putréfaction qui se montre plus pernicieuse dans les saisons humides et malsaines. Elle se présente particulièrement en automne et dans les mois froids et humides de l'hiver. Elle attaque sans distinction toutes les époques de la vie, mais les enfants et les adolescents y sont plus exposés que les adultes. Dans cette maladie, il faut se hâter d'administrer de la teinture acétique de lobélie dont voici la composition : Prendre une petite cuillerée de cette herbe pulvérisée ; une quantité semblable de racine de valériane, et faites-les macérer dans deux onces de bon vinaigre. Une cuillerée moyenne est une dose suffisante pour un enfant de quatre ans. Cette dose doit être répétée de temps en temps jusqu'à ce que le malade vomisse librement. Il faut en même temps le bien couvrir et mettre à ses pieds une brique chaude enveloppée d'un linge imbibé de vinaigre. Quand l'émétique a produit son effet, il faut éponger le corps avec du vinaigre, et quand la fièvre tombe il faut donner en abondance des stimulants amers et des boissons diurétiques afin de chasser du système les grandes humeurs qui pourraient donner naissance à l'hydropisie ou à la phthisie.

Coqueluche.

Cette maladie se signale par une toux convulsive entrecoupée de mouvements d'inspiration bruyante. Semblable à la petite vérole et à la rougeole, elle n'attaque le même individu qu'une fois dans sa vie. Dans cette maladie, l'estomac est le siége d'une irritation morbide et une matière épaisse, glaireuse, engoue les conduits aériens. De là, la respiration difficile qui se montre quand la nature fait un effort pour se débarrasser de cette matière qui la gêne. Les premiers symptômes se déclarent par une difficulté de respiration accompagnée de soif et suivie de raucité de la voix, de toux et d'une respiration de plus en plus difficile. Tous ces symptômes continuent d'une manière plus ou moins marquée pendant dix ou douze jours, et alors la respiration affecte la forme glapissante et sifflante qui est propre à la coqueluche. Cette maladie est rarement funeste, mais elle est très-pénible et peut laisser après elle, quand le traitement n'est pas bien dirigé, un état constitutionnel dangereux.

Voici le remède : Prendre une demi-once de verveine, pied de veau, feuilles de fraisier rouge, écorce de peuplier et racine de valériane. Infusez-les dans un demi-litre d'eau bouillante, passez et ajoutez une grande cuillerée de miel et deux grandes cuillerées de la teinture acétique de lobélie. Pour dose, donnez une grande cuillerée chaque matin et une petite cuillerée toutes les deux heures, tant que les symptômes de la maladie sont intenses.

L'administration du poivre de Cayenne est quelquefois très-utile. Voici comment on le donne aux enfants : Prendre la moitié d'une petite cuillerée de poivre de Cayenne et une demi-once de clous de girofle ; infusez-les dans quatre onces d'eau bouillante. A cette mixture, ajoutez une demi-once de suc de réglisse et une once de mélasse. Pour dose, on donne une petite cuillerée toutes les trois heures quand l'accès arrive. Garantir en même temps le malade du froid.

L'administration d'un laxatif doux de temps en temps est très-bonne ; il faut entretenir la transpiration cutanée et, pendant toute la durée du traitement, éviter au malade les changements brusques de température.

MALADIE DES ADULTES.

Difficulté de digérer ou dyspepsie.

Les principales causes de cette maladie sont de manger trop et de ne pas soumettre à une mastication suffisante les aliments que nous prenons ; souper tard, et d'une manière trop abondante ; l'abus des boissons alcooliques et du tabac.

Voici le remède : Comme le mal est le plus souvent accompagné de constipation, on commence par rendre aux intestins leur état sain et normal ; éviter cependant les purgations répétées. Prendre ensuite centaurée, feuille de fraisier, écorce d'épine-vinette, de chacune seize grammes ; infuser dans un litre d'eau bouillante et passer ; ajouter huit grammes de poivre de Cayenne. Prendre de cette médecine un quart de verre quatre fois par jour. Quand il y a relâchement du corps, prendre centaurée, trèfle d'eau, écorce du Pérou et racine de gingembre. Infuser comme ci-dessus et prendre les mêmes quantités. Quelquefois, quand la maladie est d'ancienne date, un émétique est nécessaire ; dans ce cas, prendre la moitié d'une petite cuillerée de lobélie en poudre avec une quantité égale de poivre de Cayenne mise dans une infusion de feuilles de fraisier. Après cela, prendre un bain de vapeur, puis la médecine décrite plus haut.

Ictère ou jaunisse.

Cette maladie a son origine dans une obstruction du cours de la bile qui, ne suivant plus ses
voies naturelles, est jetée dans le sang et portée avec lui dans toutes les parties du système.
Elle est accompagnée d'une couleur jaune des
yeux, d'amertume de la bouche et d'un sentiment de poids et de douleur au côté droit et
dans toute la région du foie.

Voici le traitement à suivre : Prendre de l'écorce d'épine-vinette, de la centaurée, du trèfle
d'eau, de l'aigremoine et des feuilles de fraisier,
de chaque une once. Faire bouillir dans deux
litres d'eau, passer et ajouter une demi-once de
poivre de Cayenne. Quand il y a constipation,
ajouter une demi-once de séné. Donner de
cette préparation un demi-verre quatre fois
par jour, et quand le malade en aura pris
ainsi pendant quatre jours, donner un bain de
vapeur. S'il ne se trouve pas guéri, donner un
émétique de lobélie et répéter le bain de vapeur.

Paralysie.

Provient de plusieurs causes, de celles surtout qui agissent d'une manière violente et inattendue sur le système nerveux. Les excès de table, l'abus des liqueurs vineuses, les étu des prolongées et une vie trop sédentaire la produisent aussi.

Traitement : Donner une forte décoction de plantes amères avec du poivre de Cayenne pendant quatre jours; après ce temps, plonger la partie paralysée dans un bain de vapeur tous les jours. Au bout d'un mois, la guérison sera complète.

Rhumatisme.

Il est dû le plus souvent à l'habitude de contracter des rhumes, à l'habitude de se soumettre aux transitions brusques du chaud et du froid. Le rhumatisme chronique qui affecte les personnes âgées est de beaucoup le plus difficile à guérir. Le meilleure traitement est de faire une forte décoction de mille-feuille, de centaurée, d'aigremoine, de gingembre et de poivre de Cayenne. S'il y a constipation, il faut administrer un lavement ; on donnera un bain chaud sinapisé pour les pieds et les jointures malades, après quoi on placera aux pieds du souffrant une brique chaude enveloppée d'un linge imbibé de vinaigre. Si le malade ne se trouve pas mieux, lui donner un émétique de lobélie et un bain de vapeur, en ayant soin d'entretenir la transpiration et de veiller à la régularité des fonctions des organes digestifs.

Goutte.

La goutte prend son origine dans un état maladif des voies digestives, état qui est dû le plus souvent à des excès de table et à un défaut d'exercice suffisant pour le corps. Pour guérir de la goutte, la première chose à faire est de changer la manière de vivre ; car, comme cette pénible maladie est due à des excès de table, on ne peut la guérir qu'en faisant cesser la cause qui la produit. Ensuite prendre un émétique de lobélie et une médication consistant en toniques amers et diurétiques, tels que le grateron, les baies de genièvre, etc., etc.

Chorée ou danse de Saint-Guy.

Les premiers symptômes de cette maladie sont des irrégularités d'appétit, la constipation, les borborygmes, la dureté et une sensation de froid qui parcourt le dos et est suivie d'un mouvement convulsif des muscles. Les femmes, surtout de quatorze à quinze ans, sont plus sujettes à cette maladie que les autres personnes, et il est démontré par l'expérience que quand on veille à la santé générale de la malade, la chorée disparaît d'elle-même avec le rétablissement des règles.

Traitement : Décoction de centaurée, trèfle d'eau et écorce d'épine-vinette, de chaque une demi-once ; racine de valériane et semences de bardane, un quart d'once de chaque, plus une cuillerée de poivre de Cayenne. En même temps, faire les pilules suivantes : racine de rhubarbe, gomme myrrhe, assa-fœtida et poivre de Cayenne, de chaque un huitième d'once ; pulvériser le tout et en faire, au moyen de gomme arabique, une masse consistante qu'on divisera en cinquante pilules. En prendre trois chaque nuit et en même temps une grande cuillerée de la décoction quatre fois par jour.

DES CONVULSIONS.

La maladie ainsi nommée a son origine dans des obstructions qui gênent la libre circulation des fluides. Ces obstructions proviennent de diverses causes, mais surtout d'une mauvaise digestion et de l'habitude de surcharger l'estomac d'une nourriture dure et difficilement assimilable.

Mal sacré ou épilepsie.

C'est une des formes des convulsions; ses attaques sont accompagnées d'une privation soudaine de sentiment et de mouvements convulsifs de tout le corps. Après avoir persisté durant un temps quelquefois considérable, ces symptômes disparaissent laissant la victime dans un état d'abattement et de stupeur d'autant plus marqué que la maladie est plus ancienne. Le meilleur moyen à employer est de faire prendre une infusion des nervines les plus fortes, telles que la valériane, l'assa-fœtida, les semences de bardane, etc., de mettre en même temps les pieds du malade dans de l'eau chaude et de donner une cuillerée à café de poivre de Cayenne. Si le malade est jeune, on peut donner une infusion de pouliot ou de racine de gingembre. Ensuite plonger les pieds dans de l'eau suffisamment chaude, après y avoir mis un peu de farine de moutarde. Pour un adulte, il vaut mieux placer une brique chaude à la plante des pieds et frotter en même temps les membres inférieurs avec une infusion de camomille forte et chaude.

Hystérie.

Cette maladie a pour siége la matrice et ne se présente guère que chez les femmes qui ont dépassé leur quinzième année. Ses symptômes les plus ordinaires sont des douleurs de tête, accompagnées de frissons et d'un pouls faible et changeant. Un corps lourd paraît à la malade se lever dans le côté gauche de l'abdomen et passer sur l'estomac pour s'arrêter à la gorge et produisant un sentiment de suffocation qui est quelquefois suivi de mouvements convulsifs ou de contractions spasmodiques. Le meilleur moyen de guérir est d'égaliser la circulation dans toute l'économie et d'exciter une forte transpiration. Pour cet objet, il faut faire une forte infusion de framboisier, de racine de valériane, de poivre de Cayenne et assez de lobélie pour provoquer le vomissement qu'il ne faut pas craindre de voir se répéter. Quand la violence de l'accès est passée, on donne des médicaments toniques et gros comme un poids d'assa-fœtida qu'elle avalera le soir en se couchant.

Congestion cérébrale et apoplexie.

Quand des obstructions existent dans l'économie animale, une quantité extraordinaire de sang est forcément dirigée vers la tête ; le cœur, les poumons et le cerveau sont alors surchargés et dans une inflammation extrême, tandis que, par contre, les membres et les extrémités inférieures du corps sont frappés de froid et de langueur, dans les cas d'apoplexie, les extrémités inférieures se refroidissent et la respiration s'arrête presque entièrement : la figure devient pourpre ou bleuâtre, les vaisseaux, les artères se distendent outre mesure et la mort est imminente, car la machine animale menace de cesser son mouvement.

On est souvent atteint de cette maladie dans les moments d'irritation et de danger : les habitudes sédentaires et les études intenses en sont aussi souvent la cause. Lorsque le système animal est accablé par des efforts trop considérables de l'esprit ou du corps, la respiration et la transpiration deviennent précipitées et violentes, et les poumons, à cause de ce travail excessif, perdent la quantité de chaleur qui est nécessaire à leur mouvement naturel et régulier. Si la chaleur des poumons s'épuisait complétement, la vie s'éteindrait. Le flux de vitalité des extrémités vers la poitrine est suivi d'un courant de sang qui prend la même direction. Le malade dans ce moment est saisi de vertiges et tombe comme foudroyé ; on se hâte de le saigner, et ce traitement n'a que trop souvent pour effet de rendre l'attaque fatale. Il est vrai que la saignée paraît offrir en quelques cas une sorte de soulagement, mais il n'est que mécanique; c'est simplement diminuer la pression en enlevant une partie du sang qui comprime le cerveau. Si on pouvait démontrer qu'il y a trop de sang dans le système, la saignée serait à conseiller, mais le sang et la chaleur ne sont accumulés à la tête qu'aux dépens des parties inférieures qui en sont presque entièrement privées. Au lieu d'évacuer le sang il faut rétablir l'équilibre de la chaleur. Voici de quelle manière : donner une grande cuillerée de la teinture de lobélie et de poivre de Cayenne, et la mettre de suite dans la bouche pour qu'elle agisse le plus tôt possible sur la base du cerveau. Mettre en même temps les pieds dans l'eau très chaude, dans laquelle on met une certaine quantité du poivre précité, et pendant que les jambes sont dans l'eau, les **frotter** vigoureusement avec un morceau de flanelle. On donnera aussi sur-le-champ le lavement suivant : infuser dans un demi-litre d'eau une poignée de feuilles de framboisier, ajouter une demi-cuillerée de poivre de Cayenne, une demi-cuillerée de lobélie en poudre, et une quantité égale de racine de valériane finement pulvérisée. Après que le malade est revenu à lui, donner une forte décoction d'herbes amères et de poivre de Cayenne, et faire prendre une boisson diurétique pour débarrasser les reins et la vessie.

Tétanos.—Crampes.—Trismus.

Ces cruelles maladies ont pour symptôme principal une contraction continue de tous les muscles du corps ou de quelques-uns d'entre eux. Ce mal, dans ses diverses formes, est produit par un froid intense, par la lacération des muscles, par des plaies par piqûre ou déchirement produit par des éclats de bois, de verres cassés, de clous rouillés ou autres objets semblables, surtout quand ils pénètrent dans le pied. Quand les organes intérieurs sont affectés de crampes, le malade éprouve des souffrances très-grandes, et les conséquences en sont souvent très-graves.

Voici ce qu'il faut faire : Prendre une cuillerée de poivre de Cayenne et verser dessus un verre à vin d'eau chaude, bien sucrer et le faire entrer dans la bouche, ensuite prendre un bain de vapeur. Après le bain donner des boissons toniques et diurétiques.

Maladie noire ou hypochondrie.

Cette maladie, appelée aussi vapeurs, spleen, etc., est produite par une paresse des organes digestifs et du foie, dont l'effet se fait sentir sur le cerveau et tout le système nerveux. Elle a pour cause des études trop suivies, une vie trop sédentaire et la considération de sujets abstraits et difficiles. Elle provient aussi de débauches continues, d'intempérance habituelle et de l'usage d'aliments crus et indigestes. Dans cette affection, les idées les plus absurdes assiègent le cerveau et l'esprit de celui qui en souffre. Pour guérir ce mal, faire usage de médecines propres à purifier et fortifier le système. En même temps détourner l'esprit du malade de ses pénibles préoccupations, lui fournir des aliments de facile digestion, lui faire prendre de l'air et de l'exercice, le faire changer de scènes et l'entourer de personnes d'un caractère gai.

Constipation.

C'est le symptôme d'un état morbide du canal intestinal ou du foie. Elle atteint principalement les personnes qui mènent une vie sédentaire et fait suite aux attaques de fièvres ; les excès de nourriture ou l'usage d'aliments crus et indigestes, la résistance aux premiers besoins d'aller à la selle en sont la cause.

Remède : Prendre écorce de peuplier, gingembre et centaurée une demi-once de chaque, infuser dans un litre d'eau et ajouter une petite cuillerée de poivre de Cayenne, feuilles de séné ou de lin cathartique, passez et prendre un quart de verre trois fois par jour.

DOULEURS D'ENTRAILLES
OU COLIQUES.

Cette maladie est très-douloureuse dans ses effets, et si on n'y apporte pas de prompts remèdes, elle se termine souvent d'une manière fatale. Elle a son siége dans le ventre et s'accompagne quelquefois de vomissements. Elle est produite par l'état aigre du jus gastrique et de la bile, la constipation habituelle, les poisons métalliques, etc. Ceux qui travaillent aux fabriques de céruse et les peintres en bâtiments y sont très-exposés ; ses attaques sont souvent assez violentes pour amener la mort.

Traitement : Bain de vapeur, assis; au lit, lavements, dans un quart de litre d'eau, feuilles de framboisier une pincée, une cuillerée à café de lobélier une demie de gomme, myrrhe et de racine de valériane en poudre et une cuillerée de sucre ; prendre toutes les quatre heures jusqu'à parfait soulagement; cataplasmes sur le ventre avec houblon ou camomille; se tenir au lit avec des briques chaudes afin d'entretenir la transpiration, un bain chaud de 15 à 20 minutes au plus.

Choléra morbus.

Les symptômes de cette maladie sont des vomissements et la diarrhée, des douleurs violentes de l'estomac et des intestins et l'évacuation fréquente des matières bilieuses. Elle débute par un malaise général surtout dans la région épigastrique suivie de l'évacuation involontaire de matières bilieuses. Sa cause est un dérangement subit dans l'état du canal intestinal et du foie.

Reméde : Faire boire largement d'une tisane de menthe poivrée ou de décoction d'avoine grillée jusqu'à ce qu'elle soit noire comme du café. Quand l'estomac s'est un peu fortifié, donner une forte infusion de feuilles de framboisier par demi-verre dans lequel on met un quart de petite cuillerée de poivre de Cayenne, une quantité égale de myrrhe en poudre et assez de sucre. Si cela ne produit pas l'effet désiré, donner un émétique de lobélie, puis l'infusion de feuilles de framboisier avec la valériane en poudre et le poivre de Cayenne indiquès plus haut. Pour terminer le traitement, un lavement d'infusion de feuilles de fraisier, d'écorce de chêne et de myrrhe.

Choléra asiatique.

Cette maladie formidable apparut pour la première fois en Europe en 1831 et 1832. Ses symptômes sont : légère douleur dans la région du nombril avec des évacuations alvines abondantes qui prennent bientôt l'apparence blanchâtre d'eau de riz ; tout cela est suivi de frissons et d'une sueur froide et visqueuse qui couvre toute la surface du corps ; à ces symptômes succèdent des vomissements, une prostration complète des forces et un aspect cadavéreux de la face. La marche du mal est si rapide qu'au bout de trois ou quatre heures le malade est méconnaissable même pour ses amis les plus intimes. Les pieds et les mains se refroidissent, se rident et prennent une teinte livide, le pouls cesse de se faire sentir et le cœur ne dirige plus le courant de la vie ; les fluides du corps se concentrent sur les intestins, les poumons ne se dilatent plus et la vie s'éteint pour toujours. La meilleure manière de guérir cette terrible maladie est de restituer au corps, le plus promptement possible, la chaleur qu'il perd. Voici le meilleur traitement à employer : Entourer aussitôt le malade d'une couverture de laine pour le garantir contre l'effet de l'air; le mettre ensuite dans un bain de vapeur aussi chaud que possible et lui donner en même temps une forte décoction de feuilles de framboisier, d'écorce de chêne et de poivre de Cayenne. Il faut user de tous ses efforts pour rendre la chaleur et l'animation aux extrémités du corps. Pour cela il faut donner avec persévérance et abondamment des médicaments au malade et ne cesser de l'entourer de soins jusqu'à ce que tous les effets dont nous venons de parler aient été produits. Aussitôt que le malade commence à reprendre de la chaleur, on lui donne un émétique de lobélie, qu'il faut renouveler toutes les deux heures. On lui donne également un lavement formé d'une décoction d'écorce de chêne ou de tormentille, dans laquelle on fait infuser un peu de poivre de Cayenne, de lobélie et de racine de valériane en poudre. Quand l'appétit commence à revenir on lui donne la bouillie suivante : Faire chauffer une poignée de farine de froment dans une casserole, de manière à la brunir, chauffer ensuite un demi-litre de lait dans lequel on met une grande demi-cuillerée de sel de cuisine ; au moment où le lait commence à bouillir, on y ajoute la farine graduellement, en ayant soin de le remuer avec une cuillère, de sorte qu'il n'y ait pas de grumeaux ; laisser bouillir pendant trois ou quatre minutes, bien sucrer et donner au malade trois grandes cuillerées de temps en temps.

Diarrhée.

Affecte les organes de la digestion ; elle est rarement accompagnée de fièvre ; elle est produite par des habitudes d'intempérance.

Traitement : Prendre une forte infusion de feuilles de framboisier et en même temps quatre grandes cuillerées par jour du sirop suivant : gingembre, quinquina, cannelle et rhubarbe en poudre, un quart d'once de chaque ; faire bouillir le tout dans un litre d'eau, passer et ajouter une demi-livre de sucre blanc. Pour hâter la guérison, prendre un lavement astringent.

Dyssenterie.

A pour caractère principal une vive irritation du canal intestinal accompagnée de selles glaireuses et sanguinolentes. Elle a pour cause les changements subits de température qui ont pour effet de faire cesser la transpiration cutanée et de diriger les fluides du corps sur le canal intestinal. Une autre cause est l'usage des aliments crus et indigestes, de fruits verts, etc. Ses symptômes sont de violentes douleurs d'entrailles, des besoins continuels d'aller à la selle et l'évacuation de matières glaireuses et sanguinolentes, qui peuvent à la fin n'être que du sang pur.

Remède : Faire un demi-litre de bouillie de farine et de lait, y mettre une demi-once de poivre de Cayenne. En même temps employer comme tisane une infusion de feuilles de framboisier et d'écorce de chêne. Pour les enfants, une décoction de feuilles de framboisier, racine de gingembre, semence de bardane, gomme myrrhe et sucre; en faire boire largement et tenir le malade chaudement.

Hémorrhoïdes.

Est très-pénible et quelquefois difficile à guérir, mais n'est pas dangereuse. Elle affecte l'extrémité inférieure du canal intestinal où elle se présente en forme de tumeurs qui peuvent être isolées ou agglomérées. Ces tumeurs saignent quelquefois quand on fait des efforts pour aller à la selle et prennent alors le nom d'hémorrhoïdes saignantes. Cette maladie est due à une constipation habituelle, aux excès de table, à l'abus des liqueurs alcooliques, à une vie trop sédentaire et à l'abus de purgatifs drastiques.

Voici le traitement à suivre : Une infusion d'écorce de peuplier ; s'il ne suffit pas, de rhubarbe ou de lin cathartique. Quand la liberté du ventre est rétablie, graisser les tumeurs avec la pommade suivante : prendre parties égales de fleurs de mille-feuille, de feuilles de framboisier et de lobélie ; mettre dans une casserole avec une quantité suffisante de graisse de porc ; faire bouillir lentement pendant une heure et passer à travers un morceau de flanelle.

Epistaxis ou saignement du nez.

La surface intérieure des narines est doublée d'un réseau de vaisseaux sanguins très-petits sur lequel est étendue une membrane musqueuse, dite pituitaire. La nature fragile de ces vaisseaux fait qu'ils se rompent facilement dans les congestions de sang qui se font vers la tête.

Traitement : Prendre une infusion de feuilles de framboisier, bien sucrée et chargée d'une petite cuillerée de poivre de Cayenne.

Palpitations du cœur.

Les neuf dixièmes des cas qu'on traite comme palpitations ne sont que des affections sympathiques qu'on éprouve à la suite d'une excitation morale. Le cœur peut bien être affecté d'un élargissement des ventricules, d'une contraction anormale de ses parois, d'une ossification des valvules ou des parois de l'aorte. Mais des cas de cette espèce ne peuvent être guéris. En général, il faut traiter cette maladie comme une atteinte d'indigestion ou de dyspepsie.

Catharre ou bronchite.

A pour symptôme principal une supersécrétion du mucus dans le larynx, la trachée et les bronches. Elle est produite par le froid, et le seul danger qui l'accompagne est que, quand on la néglige, elle peut se changer en phthisie pulmonaire. Dans les prémices d'une bronchite, il faut prendre, en se couchant, une forte infusion de mille-feuille sucrée de miel et une petite cuillerée de poivre de Cayenne. Si cela ne guérit pas, donner un émétique de lobélie et un ou deux bains de vapeur.

Céphalalgie ou mal de tête.

Est produite par des coups ou par une irritation des organes digestifs dus aux excès de table, de liqueurs fortes, etc., ou par une vie trop sédentaire, les études prolongées et les fatigues de l'esprit. Pour guérir cette maladie, il faut commencer par donner des médicaments laxatifs, surtout s'il y a constipation, ce qui est le cas le plus ordinaire. A cet effet, faire une forte infusion d'écorce de peuplier et d'une petite quantité de lin cathartique et la boire par verre dans la journée, ou une décoction d'écorce d'épine-vinette, d'aigremoine, de rhubarbe et de racine de gingembre, une demi-once de chaque. A un litre de cette décoction, ajouter une cuillerée de poivre de Cayenne. Lorsqu'il reste des nausées, il est bon de prendre un émétique de lobélie afin de bien nettoyer l'estomac. Un régime et un exercice réguliers sont les meilleurs remèdes.

INFLAMMATION.

L'inflammation n'est autre chose qu'une concentration de la chaleur animale dans une partie du corps qui est le siége d'une obstruction. La cause est presque toujours l'exposition du corps ou une partie du corps à un air trop froid. Quelque violente quelle soit, on soulage toujours le malade en le jetant dans une forte transpiration ; on le soulage aussi en couvrant la partie affectée de cataplasmes et de fomentations chaudes.

Erysipèle ou feu Saint-Antoine.

Quand cette affection atteint la tête et la face, elle s'accompagne d'assoupissements et quelquefois de délire. Elle est produite par un changement subit de température et par un air trop froid. Est annoncée par des frissons e des alternatives de froid et de chaud avec de la fièvre.

Traitement : Donner pendant quelques jours une décoction de mille-feuille, de feuilles de framboisier, d'écorce de peuplier et de poivre de Cayenne ; on lui donne plus tard un émétique de lobélie, et, après que ce dernier a produit son effet, on place le malade dans un bain de vapeur en épongeant de temps en temps toute la surface du corps avec du vinaigre. Rendre le bain aussi chaud que le malade puisse le supporter, le mettre ensuite au lit et le garantir contre l'effet du froid jusqu'à complète guérison.

Encéphalite ou inflammation du cerveau.

Toute congestion du sang vers la tête est souvent prise pour cette maladie. Elle provient d'accès de colère, d'études intenses, d'excès vénériens, d'exercices violents du corps, de coups et chutes sur la tête, de l'usage immodéré de liqueurs spiritueuses, du défaut d'évacuations habituelles, telles que le lait, la menstruation, etc.

Dans cette maladie, il ne faut jamais faire autre chose à la tête du malade que de le baigner avec de l'eau vinaigrée. Il faut toujours tâcher de provoquer une transpiration abondante. Les enfants sont très-exposés à cette maladie au moment de la dentition. Pour la combattre, on donne une infusion de pouliot et de racine de gingembre en y ajoutant une certaine quantité de racine de valériane. Quand la maladie atteint un adulte, on donne, en outre, une cuillerée de poivre de Cayenne et quelques émétiques de lobélie, en ayant soin, pendant tout le temps du traitement, de tenir les pieds du malade chauds et la tête aussi froide que possible.

Ophthalmie.

Peut être attribuée à plusieurs causes, telles que contact d'objets extérieurs, contusions, grains de sable ou de poussière, courants d'eau froide, abus de liqueurs alcooliques, etc., etc. Des taches, des taies et même l'opacité complète de la cornée transparente peuvent être les résultats du manque de soin dans cette maladie.

On commence d'abord par donner un médicament purgatif pour l'estomac, composé de centaurée, trèfle d'eau, lierre terrestre, aigremoine et séné; faire ensuite un collyre pour les yeux avec des feuilles de framboisier, écorce de chêne, myrrhe et assez de poivre de Cayenne pour couvrir la lame d'un canif.

Mal de gorge.

C'est une inflammation des amygdales. Cette maladie est quelquefois assez intense pour empêcher le malade de parler et pour rendre la déglutition et la respiration extrêmement difficile. Elle est produite par des courants d'air froid, les vêtements mouillés et autres causes qui coupent court à la transpiration de la peau. Pour traitement, faire d'abord une forte décoction de feuilles de framboisier, d'aigremoine, d'épine vinette, de lierre terrestre et de marrube, en ajoutant pour chaque demi-litre d'eau une petite cuillerée de poivre de Cayenne; en même temps une pilule laxative, composée de rhubarbe, de valériane, gomme myrrhe et poivre de Cayenne en parties égales. Prendre de la décoction un quart de verre toutes les deux heures, deux pilules; le soir, en se couchant, mettre à ses pieds une brique chaude enveloppée d'un linge imbibé de vinaigre et mettre autour du cou une ceinture de flanelle.

Cynanche maligne

OU MAL DE GORGE PUTRIDE.

N'est autre qu'une forme plus avancée de la précédente.

Traitement : faire infuser deux cuillerées de poivre de Cayenne avec une cuillerée de sel de cuisine dans un quart de litre d'eau bouillante, et y ajouter une égale quantité de vinaigre chaud. Passer au bout d'une heure à travers un morceau de toile et donner deux grandes cuillerées toutes les deux heures.

Croup.

Cette maladie a son siége dans la membrane qui double la trachée-artère et le larynx. L'air froid agissant sur cette membrane et sur les parties qui ont un rapport immédiat avec elle, provoque la sécrétion d'une matière plastique qui se coagule sur sa surface interne et qui est la cause de la respiration suffisante qui est propre à cette affection.

Traitement : Donner à l'instant une forte infusion de pouliot et de sauge. Bientôt après une cuillerée moyenne de teinture acide de lobélie qu'on répète de demi en demi-heure jusqu'à ce que le malade vomisse librement.

Pleurésie

OU FLUXION DE POITRINE,

C'est une inflammation de la membrane séreuse qui revêt les poumons et la cavité du thorax. Ses symptômes sont une douleur aiguë du côté de la poitrine, accompagnée de fièvre, d'une respiration précipitée et d'un pouls vif et dur. Elle est produite par le froid et les changements brusques de température ; .elle attaque tous les âges et les personnes les plus fortes. Elle débute par un point de côté accompagné de frissons et d'alternatives de froid et de chaud. Quand on n'y apporte pas attention de bonne heure, elle peut se changer en phthisie tuberculeuse, car les poumons s'en affectent facilement quand elle dure un certain temps.

Traitement : Mettre de suite une cuillerée de poivre de Cayenne dans la moitié d'une petite tasse d'eau chaude, bien sucrer le mélange et le faire prendre au malade ; placer à ses côtés et à ses pieds une brique chaude enveloppée de linges imbibés de vinaigre. Ensuite donner tous les jours des médicaments amers. Si cela ne suffit pas, donner de plus un émétique de lobélie et une autre dose de poivre de Cayenne dans une infusion de feuilles de framboisier. En cas de constipation, donner un lavement composé d'une infusion de feuilles de framboisier, de lobélie, de poivre de Cayenne et de valériane.

Pneumonie

OU INFLAMMATION DES POUMONS.

Cette maladie affecte le tissu même des poumons. Tout ce qui a été dit pour la pleu-

3*

résie peut s'appliquer à la pneumonie et on suivra pour la guérir le même traitement.

Gastrite

OU INFLAMMATION DE L'ESTOMAC.

Cette maladie est souvent produite par l'ingestion de substances âcres, telles que l'arsenic, les alcalis et les acides minéraux; elle peut aussi avoir pour cause les aliments durs et indigestes, les abus de liqueurs alcooliques et les boissons froides prises au moment de la transpiration.

Remède: Faire une forte infusion de feuilles de framboisier chargée de poivre de Cayenne et bien sucrée, que le malade prendra par demi-verre dans la journée: s'il y a constipation, donner un lavement d'infusion de lobélie, de valériane et d'écorce de chêne.

Hépatite

OU INFLAMMATION DU FOIE.

A souvent pour cause l'exposition du corps ou d'une de ses parties à un air froid et humide; les vêtements mouillés qu'on laisse sécher sur soi; les coups reçus sur la région de cet organe, les chutes, surtout sur les talons. Les symptômes sont une douleur tantôt vive, tantôt sourde du côté droit et dans l'épaule correspondante, une respiration gênée, de la toux et des vomissements, l'augmentation du volume de l'organe malade, la dureté de l'abdomen et la jaunisse.

Traitement : Prendre une poignée d'écorce d'épine vinette et une quantité égale de marrube, de grateron et de mille-feuille ; s'il y a constipation, ajouter une poignée de lin cathartique. Infuser le tout dans deux litres d'eau, passer et ajouter une grande cuillerée de poivre de Cayenne et une de moutarde blanche. Que le malade boive de ce mélange un quart de verre cinq fois par jour. Lui donner de temps en temps un bain de vapeur.

Entérite

OU INFLAMMATION DES INTESTINS,

Ne diffère que peu de la gastrite; symptômes et traitements communs.

Néphrite

OU INFLAMMATIONS DES REINS.

Les causes qui peuvent produire cette maladie sont nombreuses, telles que les fatigues corporelles, les efforts, les coups sur les lombes, les chutes, etc. La première chose à faire est de garantir la région lombale contre les frottements de toute espèce. On le fait de la manière suivante : On plie un drap en plusieurs doubles, on le mouille d'eau froide et on l'assujettit autour des lombes. Ensuite on donne l'infusion suivante : Baies de genièvre, une demi once : grateron, une poignée, écorce de peuplier, idem ; tanaisie, idem. On fait bouillir le tout dans deux litres d'eau, on passe, on ajoute une grande cuillerée de poivre de Cayenne et on en fait prendre au malade un quart de verre cinq fois par jour. Si le malade est tourmenté de soif, on le fait boire librement d'une infusion de grateron et de feuilles de framboisier. S'il y a constipation, on donne une petite cuillerée de la meilleure rhubarbe en poudre, la moitié le matin, l'autre moitié le soir. Si cela ne réussit pas, un lavement d'infusion de feuilles de framboisier ou d'aigremoine avec un quart de petite cuillerée de poivre de Cayenne et de valériane en poudre.

Hydrophobie

OU RAGE.

Symptômes : D'abord inquiétude morale, accompagnée de soupirs et d'irritation nerveuse, de douleurs violentes dans l'abdomen et une aversion insurmontable pour les substances liquides. Quand on présente de l'eau au malade, un frisson involontaire parcourt tout son être, et ses lèvres prennent une teinte livide.

Traitement : Mettre le malade dans un bain de vapeur et tâcher de lui faire avaler une cuillerée de poivre de Cayenne dans un peu d'eau chaude. Un peu après, une cuillerée de semences de lobélie en poudre avec une quantité pareille de poivre de Cayenue et de racine de valériane dans une tasse d'infusion de feuilles de framboisier. Avant de coucher le malade, lui donner, sous forme de lavement, une infusion des substances que je viens de nommer, avoir soin d'entretenir pendant quarante-huit heures la transpiration ainsi provoquée.

Hydropisie

OU ASCITE.

La cause de cette maladie est le froid qui

resserre les vaisseaux excrétants de la peau et force les matières aqueuses de la sueur de s'accumuler dans l'intérieur de nos organes.

Traitement : Prendre une poignée de feuilles de framboisier, une d'écorce de peuplier noir, une d'écorce d'épine-vinette, une de grateron, une de lierre terrestre et une de folioles de séné. Mettre le tout dans un litre d'eau, et après quelques heures de macération, faire bouillir quelques minutes. Tandis que le mélange est encore chaud, y ajouter une grande cuillerée de poivre de Cayenne. Pendant quatre jours donner de cette décoction un quart de verre quatre fois par jour. Donner ensuite un bain de vapeur aussi chaud qu'on puisse le supporter; après, un émétique de lobélie et de valériane tous les quinze minutes jusqu'à ce qu'il ait opéré. Frictionner ensuite tout le corps avec un morceau de flanelle imbibé de vinaigre froid et mettre une brique chaude à ses pieds. Répéter cette opération plusieurs fois par semaine jusqu'à la guérison.

Asthme

OU SUFFOCATION.

Elle est de deux sortes : l'une, accompagnée

de crachats visqueux, s'appelle asthme humide ; l'autre, qui n'offre pas d'expectoration, est dite asthme sec ou spasmodique. Elle est due à des vapeurs irritantes, aux émanations qui se dégagent des sels d'arsenic ou de plomb. Une atmosphère lourde et nuageuse et les transitions rapides du chaud au froid peuvent aussi la produire. Dans tous ces cas, la respiration devient difficile, il y a une toux sévère et autres symptômes pénibles.

L'asthme spasmodique débute subitement et le malade est saisi tout à coup.

Traitement : Donner au malade une infusion de poivre de Cayenne et de racine de valériane bien sucrée ; mettre les jambes dans un bain de pieds sinapisé et l'entourer d'une couverture de laine de manière à le garantir contre les effets de l'air. Quand le malade peut se coucher, ce qui est rarement le cas, on doit lui mettre aux pieds une brique chaude enveloppée d'un linge mouillé de vinaigre et lui donner une forte infusion de mille-feuille d'abord, puis une demi-cuillerée de poivre de Cayenne avec une quantité égale de valériane et de lobélie. On répète cette dernière partie du traitement jusqu'à ce que le malade vomisse librement, et alors le soulagement est immédiat. Les purgatifs ne sont jamais utiles ; s'il y a constipation, la combattre au moyen de lavements. Après on fait préparer le médicament amer qui suit : Prendre marrube, épine-vinette, aigremoine et mille-feuille ; faites en une décoction à chaque pinte à laquelle il convient d'ajouter huit amandes amères et une demi-cuillerée de poivre de Cayenne. Dans la violence de l'attaque, on peut donner un bain de vapeur et faire faire des inhalations de la vapeur d'eau.

Les scrofules et le scorbut.

Ces deux maladies naissent d'une constitution viciée de manière à produire des états morbides de la peau et les organes qui lui sont subjacents. Les scrofules consistent en une tuméfaction dure et indolente des glandes en plusieurs parties du corps, mais surtout de celles qui sont au cou, derrière les oreilles et sous le menton. Après un certain temps, ces glandes font saillie; la peau qui les recouvre s'amincit, elle s'ulcère et les tumeurs déchargent un fluide blanchâtre et grumeleux. Un air impur, des habitudes indolentes et sales, l'usages de matières indigestes et putrides sont les causes de cette affection. Elle vient aussi à la suite de la rougeole, de la scarlatine, de la petite vérole, de la syphilis constitutionnelle, de l'inoculation d'un vaccin impur, etc.

Le scorbut aussi bien que les scrofules est dû à un état malsain des fluides circulants, c'est pourquoi il faut corriger le mauvais état de l'estomac et du foie. Dans presque tous les cas, la guérison demande un temps assez considérable; car, quand il s'est établi depuis longtemps un flux d'humeurs à un organe quelconque du corps, il faut beaucoup de persévérance pour le faire cesser.

Traitement : Prendre centaurée, lierre terrestre, marrube, grateron et épine-vinette ; quand il y a des symptômes fébriles, ajouter du quinquina ; en cas de constipation, ajouter du lin cathartique, et employer en même temps du poivre de Cayenne, du gingembre ou quelque autre stimulant. Dans les cas obstinés le bain de vapeur est utile, et pour panser les ulcères employer la pommade à brûlures.

Maladies de l'oreille ou otite.

Cette maladie a pour symptôme principal une douleur intense et souvent insupportable dans l'oreille ; elle est accompagnée souvent d'une vive sensibilité et de l'inflammation de la partie externe de l'oreille et du conduit auditif. Il peut y avoir en même temps beaucoup de fièvre. La douleur est quelquefois si vive qu'elle se propage jusque dans la tête en produisant une inflammation du cerveau et du délire. Dans le traitement de cette maladie, il faut faire beaucoup d'attention à l'état du canal alimentaire. Un émetique de lobélie, administré au début de la maladie, fait souvent justice d'une attaque violente ; quand l'inflammation est forte, il faut couvrir l'organe malade d'un cataplasme de lis blanc ou de farine de lin ; les fomentations faites avec une infusion de camomille ou de guimauve sont aussi très-utiles ; on fait usage du bain de vapeur, de briques chaudes, et tous les moyens qui auront pour effet d'égaliser la chaleur et la circulation dans toutes les parties de l'économie.

Surdité.

Cette affection peut être produite par une infinité de causes, telles que les forts rhumes, du cérumen endurci qui rempli le conduit auditif, les fortes détonations, l'ulcération des membranes de l'oreille, la paralysie du nerf auditif, et quelquefois la conformation vicieuse de l'oreille. La surdité qui provient des trois dernières causes n'admet guère de guérison. La cause la plus commune de cette affection est l'accumulation de cire endurcie dans le conduit auditif externe : cette cire, qui couvre entièrement le tympan, y produit une si vive irritation que le malade est tourmenté par des bourdonnements et autres bruits anormaux.

Pour y remédier, lavez bien le conduit de l'oreille avec de l'eau savonneuse, après quoi laissez-y tomber soir et matin quelques gouttes d'une des préparations suivantes : Prendre parties égales de bile de bœuf et d'huile d'amandes douces et mélez ; ou bien une grande cuillerée de teinture de myrrhe, mêlée à une quantité égale d'huile d'olives. Quand la surdité a son origine dans le froid, il faut avoir soin de tenir les pieds du malade bien chauds, d'éviter autant que possible l'air de la nuit, et lui faire prendre les remèdes qui conviennent pour la guérison d'un rhume. Il arrive quelquefois que des insectes ou objets menus entrent dans l'oreille et y produisent de vives douleurs. On peut facilement les déloger

en dirigeant dans le conduit auditif un courant
d'eau dégourdie et savonneuse au moyen d'une
seringue.

La gale ou psora.

Cette maladie est en même temps dégoûtante
et contagieuse ; elle peut avoir son origine dans
une nourriture malsaine, un air vicié et la mal-
propreté habituelle. On doit, si on veut s'en
guérir radicalement, avoir recours aux bains et
aux autres moyens propres à entretenir la net-
teté de la peau ; il faut en même temps prendre
intérieurement les médicaments qui conviennent pour rendre l'équilibre à la circulation
et à la chaleur vitale. Quant à la pommade,
on la trouvera décrite aux médicaments.

Brûlures.

La cuticule ou épiderme est percée d'une infinité de pores par lesquels s'échappe la transpiration ; l'effet de l'eau ou des corps brûlants
est de dissoudre ces pores, celui de l'air froid
qui suit leur contact est de les fermer subitement, de manière à empêcher le passage de la
sueur qui tend à échapper. Celle-ci, ne pou-
vant passer, s'accumule sous l'épiderme et
forme des phlyctènes.

Traitement: Comme c'est l'action de l'air froid après les brûlures qui produit les phlyctènes, on doit prévenir son arrivée sur la surface pour empêcher les phlyctènes de se former. À cet effet, le moyen le plus simple est d'envelopper la partie échaudée de plusieurs doubles de coton ou de linge qu'on tient toujours saturée d'eau froide, et de maintenir ainsi la partie pansée jusqu'à ce qu'elle n'éprouve plus de douleur quand on l'expose à l'air. Quand la brûlure est assez profonde pour mettre les chairs à nu, il faut couvrir la partie affectée avec un onguent (voir chapitre des médicaments) pour la garantir contre les effets de l'air et le frottement des objets extérieurs. Il faut, en même temps, donner des médicaments qui tendent à corriger l'âcreté des humeurs et à rétablir l'équilibre de la circulation.

Pernio ou Engelures.

C'est un pénible gonflement inflammatoire, d'une couleur pourpre ou plombée qui affecte les doigts, les orteils, les talons et autres parties du corps qui sont habituellement exposées au froid.

On traite de la même façon que les brûlures.

Quand les engelures sont ulcérées faute de soins pris à temps, on les traite comme les plaies des brûlures.

Fièvre.

C'est de la chaleur dans un état de perturbation. La cause presque universelle de la fièvre est l'application au corps d'un froid qui arrête la transpiration cutanée. Quel que soit le genre de fièvre, il faut commencer par jeter le malade dans une transpiration abondante ; surtout au moyen de bains de vapeur et de briques chaudes enveloppées de linges imbibés de vinaigre. En même temps, lui donner des médicaments stimulants purs, surtout de poivre de Cayenne.

Accouchements.

MALADIES DES FEMMES ET DES ENFANTS.

Le sujet que nous allons traiter est délicat, car ce livre est destiné aux familles ; on l'expliquera donc d'une manière aussi claire que le sujet le permettra. Les femmes, en arrivant à l'âge de la puberté, éprouvent dans toute l'économie un changement dont le résultat est les règles ou évacuations mensuelles. Cette époque de la vie est importante pour les femmes, et une des grandes erreurs de la société c'est que les mères laissent trop longtemps ignorer à leurs filles la nature de ces changements. La conséquence en est que ces dernières sont souvent exposées à des dangers et que leur santé générale en souffre. Les parents devraient enseigner à leurs enfants tout ce qu'il est nécessaire qu'elles sachent ; si on le faisait, il y aurait beaucoup moins de maladies dans le monde. En général, il faut entretenir une chaleur douce pendant tout le temps de la grossesse et la durée de l'accouchement. Quand le moment arrive, il faut placer la femme à genoux ou la coucher sur le côté gauche dans le lit. A mesure que le travail avance, il faut préparer une ficelle et des ciseaux, et, aussitôt que la naissance a lieu, placer l'enfant sur le dos et, quand les battements cessent de se faire sentir dans le cordon ombilical, lier ce cordon à environ trois pouces du nombril de l'enfant ; coupez alors le cordon en dehors de la ligature et emportez l'enfant. Il est important d'observer que la ligature du cordon ne doit pas être faite trop tôt, la circulation ne s'établissant bien chez l'enfant que quand elle a cessé dans le cordon.

Le placenta ou arrière-faix doit ensuite être extrait, et pour cela il ne faut pas employer de force, car, comme celle de l'enfant, son expulsion doit être naturelle et due à la contraction de l'utérus ou matrice. Il faut suivre du doigt le cordon jusqu'à ce qu'on touche une substance qui a la consistance du foie ; c'est le placenta qu'on doit tirer doucement à soi au moment de la contraction. Cette opération faite, on laisse la femme reposer pendant un quart-d'heure avant de changer les draps du lit. On a l'habitude de mettre une large ceinture sur l'abdomen, mais, en général, cela fait plus de mal que de bien. Elle est cependant utile dans les cas de jumeaux ou d'ascite. C'est à ce moment qu'il faut donner une infusion de feuilles de framboisier et d'aigremoine, et, si la malade est très-épuisée, préparer la médecine suivante : Ecorce d'épine-vinette, de peuplier, feuilles de framboisier et d'aigremoine, parties égales ; infusez dans un litre d'eau, passez et ajoutez une cuillerée de poivre de Cayenne et dix amandes amères en poudre ; sucrez le tout et donnez-en quatre ou cinq grandes cuillerées par jour. Pour relâcher légèrement le ventre, donner une infusion de séné et d'écorce de peuplier. Il faut faire donner le sein à l'enfant peu de temps après la naissance ; c'est la première nourriture que la nature lui destine. Si la mère est bien constituée, il n'y a pas de danger que l'enfant n'y trouve pas assez ; aussi il faut s'abstenir de surcharger l'estomac de l'enfant de matières étrangères qui ne lui conviennent pas. Il faut se souvenir de tenir la malade chaudement ; pour cela lui donner de temps en temps une infusion aromatique.

Luxations et fractures.

Les os ont pour effet de conserver la symétrie et la force du corps. Ils s'unissent entre eux au moyen de surfaces articulaires et sont tenus en place par des tendons et des muscles. Les tendons sont d'une nature élastique et sont maintenus en place par les os auxquels ils s'attachent. Cette élasticité se perd à la suite de la luxation ou de la fracture des os, car en perdant le support que l'os prêtait au tendon, celui-ci est jeté dans un état de contraction permanente. Pour que la réduction ait lieu, il faut que les tendons soient de nouveau distendus, et, au moyen d'une application convenable de la chaleur, on y parviendra sans force, violence, ni douleur. On opère ainsi : entourer l'endroit de la fracture de plusieurs tours d'une bande plongée préalablement dans de l'eau très chaude. Donner au malade une demi-cuillerée de poivre de Cayenne dans un verre d'eau chaude bien sucrée. Quand la transpiration est bien établie, le tendon contracté se relâche et les fragments de l'os se remettent facilement. Ensuite entourer les parties affectées avec des linges saturés d'une teinture de myrrhe.

Syphilis ou maladie vénérienne.

Il y a deux ou trois formes de cette maladie : d'abord celle qui se caractérise par la présence d'ulcérations sur les parties sexuelles. Cette forme s'acquiert par le contact immédiat du virus vénérien avec les glandes ou son application sur une plaie ou une égratignure. La partie du corps en contact avec le virus est la première affectée ; mais la maladie part de là pour se propager graduellement dans tout le système. On traite les ulcères vénériens comme les scrofuleux et scorbutiques. Les glandes de l'aine sont souvent affectées par cette maladie et forment des tumeurs qu'on nomme bubons. Ces tumeurs sont d'abord dures et augmentent de volume quand la maladie n'est pas traitée de suite. Elle peut être aussi produite chez des in-

dividus sains par des rapprochements trop fré-
quents combinés avec un défaut de propreté.
Une autre forme de cette maladie est la gonorrhée ou écoulement qui s'accompagne rarement de chancres ; elle est caractérisée par l'é-
coulement d'une matière muqueuse du canal
de l'urèthre, et par une sensation de cuisson et
de brûlure au moment de l'émission des urines.
Cette affection peut avoir son siége dans l'économie pendant plusieurs années et cela sans
donner naissance à des symptômes très-mar-
quants.

Traitement : Laver les chancres qui commencent à se former avec une décoction d'écorces
de chêne et de feuilles de framboisier, et traiter
le malade comme s'il souffrait d'une indigestion. Donner une médecine laxative pour
entretenir la liberté du ventre.

Dans la gonorrhée, user de diurétiques en
donnant en même temps du poivre cubèbe et
du grateron, en faisant attention à la régularité
de la circulation.

Moyen bien simple de prendre un bain de vapeur.

Faites asseoir le malade à côté d'un vase

contenant assez d'eau bouillante pour couvrir en partie une brique rougie au feu, qu'on place au fond du vase ou bain de pieds ; enveloppez le malade d'une ou deux couvertures de laine, ainsi que le baquet, de manière que tout le corps (la tête exceptée) soit exposé à l'action de la vapeur.

Ce bain, pris aussitôt qu'on se sent malade, évitera bien des maladies ; et, conjointement avec des tisanes et des infusions de plantes, les guérira toutes.

Pour prendre ce bain au lit, mettre aux pieds une brique chaude enveloppée d'un linge mouillé de vinaigre, et boire une infusion de fleurs de mille-feuille bien chaude et sucrée; on peut aussi y ajouter un quart et même une demi-cuillerée de poivre de Cayenne, ce qui rendra ce bain plus énergique, fera expectorer beaucoup, et dégagera les glandes salivaires des obstructions occasionnées par le froid et la transpiration arrêtée.

TABLE

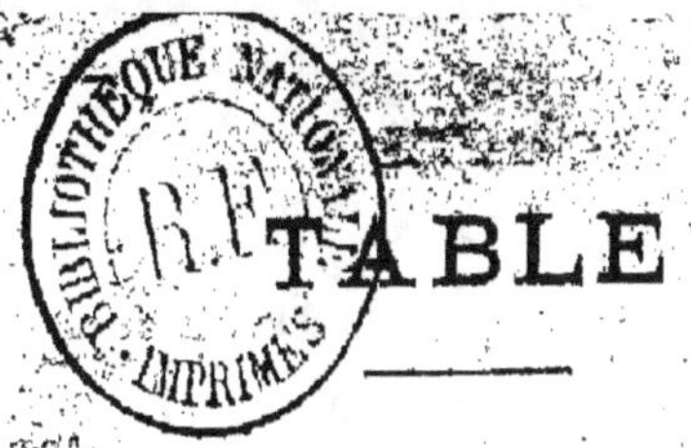